OBSERVATIONS

PRATIQUES

DE CHIMIE, DE PHARMACIE

ET DE MÉDECINE LÉGALE;

PAR

S. CHOULETTE,

Pharmacien major de première classe,
Professeur des anciens Hôpitaux militaires d'instruction,
Membre de la Société botanique de France, du Cercle pharmaceutique du Haut-Rhin,
Chef à la Réserve des médicaments des Hôpitaux militaires à Marseille,
Chevalier de la Légion d'Honneur.

PREMIER FASCICULE.

PARIS,
G. BAILLIÈRE, LIBRAIRE,
rue de l'École-de-Médecine, 17.

STRASBOURG,
DERIVAUX, LIBRAIRE,
rue des Hallebardes, 23.

1860.

OBSERVATIONS

PRATIQUES

DE CHIMIE, DE PHARMACIE

ET DE MÉDECINE LÉGALE.

PREMIER FASCICULE.

OBSERVATIONS

PRATIQUES

DE CHIMIE, DE PHARMACIE

ET DE MÉDECINE LÉGALE;

PAR

S. CHOULETTE,

Pharmacien major de première classe,
Professeur des anciens Hôpitaux militaires d'instruction,
Membre de la Société botanique de France, du Cercle pharmaceutique du Haut-Rhin,
Chef à la Réserve des médicaments des Hôpitaux militaires à Marseille,
Chevalier de la Légion d'Honneur.

———

PREMIER FASCICULE.

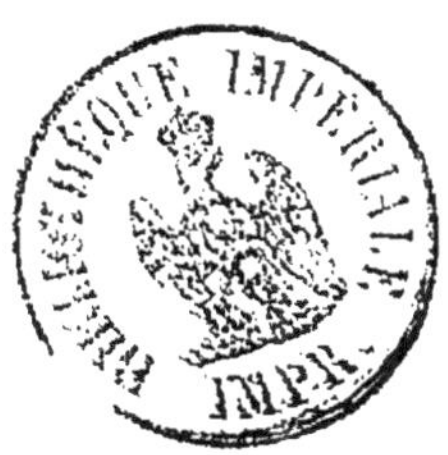

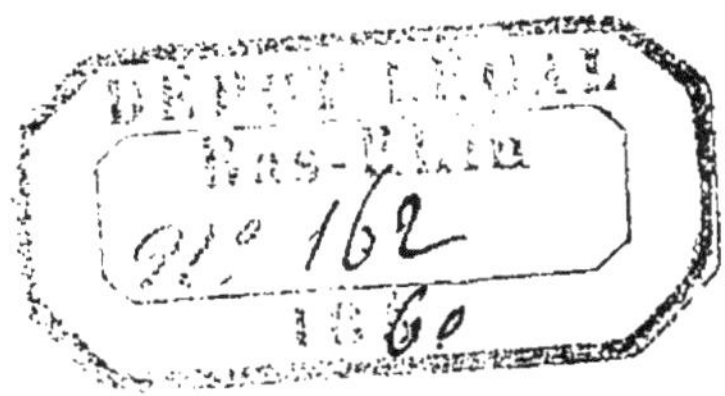

<table>
<tr><td>

PARIS,

G. BAILLIÈRE, LIBRAIRE,

rue de l'École-de-Médecine, 17.

</td><td>

STRASBOURG,

DERIVAUX, LIBRAIRE,

rue des Hallebardes, 23.

</td></tr>
</table>

1860.

OBSERVATIONS PRATIQUES
DE CHIMIE, DE PHARMACIE
ET DE MÉDECINE LÉGALE.

I.

Recherches sur la constatation des taches de sang, et particulièrement des taches de sang lavées.

(En collaboration avec M. F. Musculus, pharmacien militaire. — Extrait du *Répertoire de Pharmacie*, t. XIV, p. 303.)

Plusieurs expertises médico-légales, faites sur des vêtements tachés de sang, nous ayant amenés à des recherches dont les résultats nous semblent précieux dans des cas douteux, nous nous décidons à les publier, dans la persuasion où nous sommes qu'elles pourront être de quelque utilité en matière de médecine légale.

C'est surtout des taches de sang *lavées* qu'il s'agit ici.

On sait que le chlore en solution dans l'eau, les acides, et principalement les acides azotique et chlorhydrique, l'infusion de noix de galle, l'alcool à 40 degrés, le bichlorure de mercure, etc., sont les réactifs les plus propres à déceler la présence de l'albumine dans les liquides. La chaleur portée à 70 ou 80 degrés centigrades. par le coagulum caractéristique qu'elle y occasionne, se place au premier rang parmi les moyens conseillés pour constater la présence du sang.

Deux récentes expertises faites par nous en commun, et plusieurs faites antérieurement par l'un de nous, nous ont prouvé de la manière la plus évidente que les réactifs précités ne donnent des résultats bien marqués que quand les taches expérimentées n'ont subi aucun lavage antérieur. Avec les taches lavées, ces résultats s'affaiblissent au point de n'être plus appréciables. Ainsi, les solutions d'albumine très-étendues, et, par conséquent, les eaux de lavage de taches de sang déjà lavées, au lieu d'être précipitées, ne prennent, par le contact des réactifs, qu'une teinte opaline légère. On peut en dire autant de la chaleur qui, portée à 80 degrés environ, occasionne un coagulum abondant dans les liquides très-albumineux, tandis qu'elle ne produit presque aucun changement dans ceux qui n'en renferment qu'un vingtième ou moins.

Le phénomène mentionné dans tous les ouvrages de médecine légale comme étant le seul caractère irréfragable de la présence du sang, à savoir, la coloration verte ou rougeâtre de la dissolution potassique du coagulum, suivant qu'elle est vue par réflexion ou par réfraction, ne s'observe d'une manière certaine qu'autant que les liquides sanguins renferment encore une proportion un peu forte de la matière colorante (hématosine). On ne le remarque plus avec les eaux provenant des taches de sang qui ont subi un lavage antérieur un peu soigné.

Or, la constatation de la présence du sang sur des étoffes ou sur des instruments tranchants, entraîne des conséquences d'une telle gravité, que les experts ne sauraient réunir un trop grand nombre d'éléments de conviction. Il importe donc, dans les cas douteux que nous venons de signaler (et ce sont ceux qui se présentent le plus souvent), de ne point borner les expérimentations à l'emploi des seuls réactifs propres à opérer la précipitation de l'albumine.

Parmi les nombreuses substances que nous avons essayées dans le but d'agrandir le champ des in-

vestigations relatives à l'objet qui nous occupe,
l'acide hypochloreux, conseillé par M. Persoz, est
celle qui nous a fourni les résultats les plus déci-
sifs, les plus concluants, en apportant toutefois
dans son emploi les modifications que nous allons
faire connaître.

C'est en 1836 que M. Persoz, alors professeur
de chimie à la faculté des sciences, et directeur de
l'École de pharmacie de Strasbourg, employa,
dans une expertise juridique, l'acide hypochloreux préparé par le procédé indiqué par M. Balard [1]. M. Persoz conseillait ce moyen pour les cas
où l'on aurait à faire à des taches de sang qui,
par leur ancienneté, auraient perdu la propriété
de se dissoudre dans l'eau. Il affirmait que cet
acide faisait disparaître toutes les taches répandues
sur des tissus, à l'exception des taches de sang
et de celles qui auraient été produites par de la
rouille ou du colcothar.

Un grand nombre d'expériences comparatives
nous ont conduits à admettre que l'acide hypochloreux est un réactif précieux, non-seulement

[1] Ce procédé consiste à agiter dans un flacon rempli de
chlore gazeux une petite quantité d'eau et de bioxide de
mercure, jusqu'à ce que l'atmosphère du flacon soit déco-
lorée et que le bioxide soit devenu blanc. L'eau contient
alors l'acide hypochloreux dissous.

dans les circonstances indiquées par M. Persoz,
mais encore dans tous les cas où l'on est autorisé
à soupçonner l'existence du sang sur une étoffe.
Nous allons plus loin : nous affirmons que son emploi donne *toujours* des résultats très-certains, faciles à constater, et, par conséquent, d'une très-
grande valeur. C'est surtout quand il s'agit de
taches lavées, peu apparentes, ne cédant à l'eau
presque aucun des matériaux du sang, que ce
réactif devient extrêmement précieux ; car, la couleur brun foncé qu'acquiert la tache au contact de
l'acide, et sa persistance, ne peuvent laisser aucun doute dans l'esprit de l'expérimentateur.

Nous insistons particulièrement sur le changement de couleur des taches de sang dans ce cas,
parce qu'il nous paraît très-caractéristique. En effet, nous ne l'avons jamais remarqué dans aucune
autre circonstance. La tache de sang présente pri-
mitivement une teinte brun rougeâtre plus ou
moins marquée, suivant qu'elle est plus ou moins
ancienne, qu'elle est *vierge* de tout lavage ou qu'elle
a été soumise à des dilutions plus ou moins soi-
gnées. Par l'action de l'acide hypochloreux cette
teinte *brunit* et acquiert de l'intensité.

Ces faits étaient acquis à la science par les recherches de M. Persoz, et nous ne les relaterions
pas ici, si M. Orfila, dans un mémoire publié en

1845, dans les *Annales d'hygiène*, n'avait opposé de sérieuses objections aux assertions de M. Persoz. M. Orfila a avancé, et nous ne contestons nullement l'exactitude de son opinion, que les taches de sang, même très-anciennes, mises en contact avec l'eau, cédaient *toujours* à ce liquide une assez grande quantité de matière colorante pour que leur nature et leur origine pussent être facilement reconnues. Le célèbre toxicologiste affirme que la plupart des taches de sang, minces ou épaisses, récentes ou anciennes, disparaissent entièrement, ou presque entièrement, par un séjour *un peu prolongé*, dans l'acide hypochloreux. Il admet néanmoins avec M. Persoz, que les taches de sang, même anciennes, persistent et brunissent si l'on ne prolonge pas l'action de l'acide au delà d'une ou de deux minutes.

Avant d'aller plus loin, nous devons mentionner une observation que nous regardons comme très-importante dans la discussion qui nous occupe.

Nous pensons qu'il est indispensable d'établir une distinction entre les taches de sang *non lavées*, et celles qui ont été soumises à l'action de l'eau.

En effet, les premières présentent des caractères physiques particuliers. Récentes, leur couleur est rouge; cette couleur se fonce et brunit par l'action de l'air. Quand elles ont été faites sur des étoffes minces, lisses, peu perméables, leur aspect est luisant, leurs bords sont parfaitement circonscrits. Mises en contact avec de l'eau dans un tube fermé, elles cèdent bientôt à ce liquide la matière colorante qui descend dans la partie inférieure du tube, en traversant l'eau sous formes de stries rougeâtres. Ces stries sont d'autant plus marquées que les taches sont plus récentes. Le liquide qui provient du lavage de la tache présente, d'une manière évidente, tous les caractères indiqués, soit qu'on le soumette à l'action de la chaleur ou qu'on le traite par les réactifs propres à déceler les principes constitutifs du sang.

Les secondes, au contraire, ont une couleur fauve, un aspect terne, par suite de la disparition d'une partie de la matière colorante. Leurs bords sont moins parfaitement dessinés, et on aperçoit (sur les tissus peu colorés) une teinte fauve légère qui s'étend autour de la tache. Lorsqu'on les met en contact avec l'eau dans un tube, le liquide ne tarde pas à se colorer uniformément en jaune rougeâtre, sans aucune apparence de stries. Ce liquide est donc plus ou moins dépourvu de matière colorante du sang et d'albumine, suivant que le lavage a été plus ou moins soigné. Ordinairement, la chaleur ne le coagule pas; elle se borne à lui donner une teinte opaline que la potasse fait disparaître, en rendant à la liqueur sa transparence ; mais cette liqueur alcalino-sanguine ne possède pas la propriété de présenter une couleur verte par réflexion et une couleur rouge brun par réfraction. Les réactifs employés pour déceler la présence de l'albumine lui donnent une teinte opaline plus ou moins forte, ou y déterminent la formation d'un précipité plus ou moins marqué, suivant son état de concentration.

C'est en raison de ces causes fréquentes d'incertitude que nous avons entrepris les recherches propres à nous donner les moyens de pouvoir affirmer qu'une tache a été produite par du sang, alors même que les preuves, par les essais mentionnés ci-dessus, auraient été douteuses.

Ainsi que nous l'avons dit, de toutes les substances dont nous avons étudié l'action dans ce but, l'acide hypochloreux est celle qui nous a fourni les résultats les plus concluants.

Mais, comme M. Orfila a affirmé que des taches faites avec un mélange d'orcanette et de graisse, ou de graisse et de charbon, ou de garance et d'huile, ou avec du suc de *Chelidonium majus* etc., se comportaient avec l'acide hypochloreux à peu près comme les taches de sang ; il résultait de cette observation que l'action *seule* de cet acide était insuffisante pour caractériser d'une manière *certaine* la nature d'une tache, alors même que l'immersion des parties tachées n'aurait été que de courte durée.

Nous nous sommes d'abord assurés par l'expérience directe que les taches de sang, récentes ou anciennes, lavées ou non lavées, disparaissaient *entièrement* ou *presque entièrement* par l'action de l'acide hypochloreux, lorsque le contact est prolongé pendant vingt-quatre heures.

Nous avons aussi reconnu expérimentalement que, conformément aux assertions de M. Orfila, les mélanges de matières colorantes et de corps gras résistent à l'action de l'acide hypochloreux. Mais nous avons bientôt constaté que ce résultat devait être attribué au corps gras, dont la présence à la surface du tissu suffit pour préserver une matière colorante quelconque de l'action du réactif.

Les expériences suivantes ne laissent aucun doute sur la vérité de cette assertion :

1° Nous avons fait un mélange de graisse et de poudre d'orcanette, et en avons maculé un linge blanc, neuf, en plusieurs endroits. Les taches qui en sont résultées présentaient une couleur rouge brun bien différente de la nuance des taches de sang. Ces taches n'ont pas tardé à être entourées d'une auréole graisseuse rougeâtre (on sait que la matière colorante de l'orcanette est soluble dans les corps gras), et ce caractère seul suffirait pour faire distinguer sùrement les taches produites par un semblable mélange. Le tissu ayant été lavé avec de l'éther sulfurique rectifié, la totalité du corps gras, ainsi que presque toute la matière colorante, ont été dissous ou entraînés par ce dissolvant, et le tissu n'a conservé qu'une légère coloration rose que le contact de l'acide hypochloreux pendant deux minutes seulement a fait disparaître complétement.

2° Des taches faites avec un mélange de graisse et de charbon pulvérisé se sont comportées de la même manière ; l'éther, en dissolvant le corps gras, a entraîné la totalité du charbon, et le tissu a été à peu près décoloré.

3° Nous avons taché un linge blanc avec un mélange d'huile et de poudre de garance. Les taches n'ont pas tardé à être entourées d'un bord graisseux ; mais, comme il était aisé de le prévoir, en raison de l'insolubilité de l'alisarine dans les corps gras, l'auréole ne participait point de la coloration rouge brun de la tache. Un simple lavage à l'éther a rendu au tissu son aspect primitif.

L'absence du *Chelidonium majus* en Algérie ne nous a pas permis de faire les mêmes expériences sur les taches produites par le suc de cette plante ;

mais nous sommes autorisés à penser que les résultats auraient été les mêmes.

Enfin, pour compléter l'étude de l'emploi préalable de l'éther appliqué aux taches suspectes, nous avons lavé à plusieurs reprises avec ce liquide des taches de sang faites sur un linge neuf et datant de huit jours. L'éther ne leur a rien enlevé ; elles ont conservé le même aspect et la même intensité de coloration.

Les résultats de ces expériences nous conduisent à admettre *la nécessité indispensable de soumettre toute tache soupçonnée à un lavage soigné au moyen de l'éther sulfurique rectifié.* Ils nous autorisent de plus à affirmer, contrairement à l'opinion de M. Orfila, que les taches faites avec des corps gras et de l'orcanette, de la garance on du charbon, quoique rebelles à l'action de l'acide hypochloreux, ne peuvent point être confondues avec les taches de sang, puisque, indépendamment de leur aspect physique bien différent, un simple lavage à l'éther suffit pour faire disparaître les premières, tandis que les secondes n'en éprouvent aucun changement. Après avoir ainsi débarrassé la question d'objections plus spécieuses que solides, nous avons étudié l'action que l'acide hypochloreux, préparé par le procédé de Balard, exerce sur les taches de sang, et comparativement sur les taches qui ont avec elles quelque similitude d'aspect.

Nous avons déjà dit que les taches de sang peuvent disparaître, en tout ou en partie, par un contact prolongé avec l'acide hypochloreux. De là, *la nécessité aussi indispensable de borner à deux minutes la durée de ce contact.* Ce laps de temps suffit d'une part pour amener la complète disparition de toutes les taches produites par des matières colorantes organiques autres que le sang, et d'un autre côté, ainsi limité, ce contact est insuffisant pour atténuer d'une manière sensible la nuance des taches de sang. Nous avons constaté que, dans cette circonstance (résultat du reste annoncé par M. Persoz et confirmé par les observations de M. Orfila), l'acide hypochloreux, loin d'affaiblir la couleur de la tache, même lavée, la fonce au contraire; la tache *brunit* très-sensiblement. Il y a plus, et c'est en cela que ce réactif nous paraît précieux, après ce contact de deux minutes, *la tache de sang est fixée sur l'étoffe d'une manière en quelque sorte indélébile, comme si l'acide eût joué en cette circonstance le rôle de mordant.* Avant d'avoir subi cette action, elle peut disparaître entièrement, sinon par l'eau seule, au moins par l'eau rendue alcaline au moyen d'une petite quantité de potasse ou de soude. Après le contact, ni l'eau seule, ni l'eau alcaline ne lui font subir aucun changement, et l'expert, en présence de ce résultat, fût-il le seul obtenu, peut affirmer avec certitude que la tache expérimentée a été produite par du sang.

Nous insistons particulièrement sur cette circonstance de la persistance de la tache après avoir subi l'action de l'acide hypochloreux, non-seulement parce qu'elle a échappé aux expérimentateurs qui nous ont précédés dans cette étude, mais encore parce que les diverses expertises que nous avons été appelés à faire et les nombreuses expériences comparatives auxquelles nous nous sommes livrés ne nous laissent aucun doute sur la certitude des conclusions qu'on est en droit d'en tirer. Nos expériences comparatives ont eu surtout pour objet d'étudier la manière dont se comportent, dans les circonstances que nous venons d'examiner, les taches produites par des substances d'origine organique, et principalement d'origine animale, telles que le lait, le mucus nasal, la salive, le sperme, la matière fécale, l'urine, l'œuf, etc., substances qui peuvent se rencontrer fréquemment sur les vêtements, et dont les taches présentent quelquefois l'apparence des taches de sang. Aucune de ces substances n'est susceptible, comme le sang, de résister à l'action successive de l'éther, de l'acide hypochloreux et de l'eau alcaline.

Nous avons dit que, dans un grand nombre de circonstances, les experts peuvent éprouver quelque hésitation à se prononcer sur l'origine des taches soumises à leur examen. C'est surtout quand, pour faire disparaître les traces d'un crime, leurs auteurs ont, par un lavage plus ou moins soigné, enlevé la plus grande partie des matières solubles et colorantes du sang répandu sur des tissus ou des instruments. Alors le lavage et l'examen chimique des liquides qui en proviennent sont souvent insuffisants pour asseoir une conviction intime dans la conscience de l'expert, à cause de la petite quantité de matières dissoutes et du peu d'intensité des résultats obtenus. Or, dans ces cas fréquents, l'acide hypochloreux devient d'autant plus précieux, qu'il se place, par son action toute caractéristique, au premier rang parmi les moyens de constater l'existence du sang, et que lès autres, dont l'emploi ne doit jamais cependant être négligé, ne peuvent être considérés que comme auxiliaires. L'examen récent de plusieurs burnous tachés de sang ne nous laisse aucun doute à cet égard.

C'est à peine si nous croyons devoir décrire la manière dont nous procédons à l'analyse des taches suspectées d'avoir été produites par du sang.

Après un examen physique scrupuleux, fait à la lumière du jour et à celle d'une bougie, nous choisissons une portion du tissu présentant autant que possible plusieurs taches. Nous notons avec soin la place qu'elles occupent, leur étendue, leur configuration, leur nuance, etc. Cette portion est séparée avec précaution au moyen de ciseaux. Si le nombre des taches est assez considérable, et si elles occupent un espace suffisant, nous prenons le soin d'en laisser quelques-unes sur le vêtement ou le tissu qui les porte, afin de pouvoir établir des points de comparaison ultérieure. Le fragment sur lequel doivent porter nos investigations est lavé à plusieurs reprises avec de l'éther sulfurique rectifié, puis desséché à une douce chaleur. Nous prenons note des changements que cette première opération peut avoir occasionnés. Nous divisons alors ce fragment en trois portions à peu près égales, et portant chacune un certain nombre de taches semblables. La première est destinée à subir un lavage en la faisant tremper pendant douze heures au moins dans une eau alcaline renfermant un dixième de sous-carbonate de potasse ou de soude. Après sa dessication, cette portion est fixée au moyen d'une épingle sur une feuille de papier blanc, avec l'indication A. La deuxième est mise en contact pendant deux minutes avec une quantité d'acide hypochloreux suffisante pour qu'elle en soit entièrement imbibée. Après l'avoir lavée légèrement à l'eau distillée, nous la desséchons et notons les changements de couleur ou la disparition des taches. Cette portion, disposée comme la première, reçoit l'indication **B**. La troisième est traitée, comme la précédente, par l'acide hypochloreux, pendant deux minutes, et ensuite mise en contact avec une solution alcaline semblable à celle qui a servi pour le fragment **A**, et pendant le même laps de temps. Après avoir été lavée à l'eau distillée et desséchée, cette portion reçoit l'indication **C**. Tous ces fragments sont joints au rapport à intervenir. Si les taches ont été produites par du sang, le lavage à l'éther ne leur a rien enlevé, si ce n'est de la poussière ou des corps étrangers. Les taches du fragment **A** ont complétement disparu ; celles qui se trouvaient sur le fragment **B** présentent une teinte noire ou brune très-caractéristique, suivant que les taches étaient *vierges* de lavage à l'eau ou avaient été lavées ; et enfin le fragment **C** les montre aussi intenses et avec la même nuance que le fragment **B**. Nous ne connaissons point de matière colorante organique susceptible de subir cet ensemble d'épreuves sans être détruite entièrement. Nous avons même constaté que les taches de sang pouvaient résister à l'action de l'eau alcaline *bouillante,* après avoir été traitées par l'acide hypochloreux.

Résumé. — De l'ensemble des faits et observations mentionnés dans la présente note, nous croyons pouvoir conclure :

1° Les taches de sang *non lavées*, même anciennes, cèdent toujours à l'eau, soit seule, soit rendue alcaline, une quantité de matières solubles suffisante pour qu'elles puissent être décelées par les réactifs ;

2° Les taches de sang *lavées* sont ordinairement assez dépourvues de matières solubles pour que l'analyse soit impuissante à les faire reconnaître d'une manière sûre par les moyens ordinaires ;

3° L'eau, renfermant un dixième de sous-carbonate alcalin, fait disparaître toutes les taches de sang, récentes ou anciennes, lavées ou non lavées, *lorsque ces taches n'ont point été soumises à l'action d'agents chimiques* ;

4° L'acide hypochloreux, par un contact suffisamment prolongé, a la propriété de faire disparaître entièrement ou presque entièrement les taches de sang lavées ou non lavées ;

5° Le même acide, par un contact limité à deux ou trois minutes, a pour effet de brunir les taches de sang et d'en fixer la matière colorante sur les tissus, de manière à la rendre inattaquable par l'eau, soit seule, soit alcaline, même à chaud ;

6° Les mélanges de matières grasses et de substances colorantes organiques ne sont attaquées par l'acide hypochloreux qu'après que le corps gras a été éliminé par un lavage soigné au moyen de l'éther;

7° L'éther sulfurique rectifié ne fait éprouver aucun changement aux taches de sang;

8° Dans toute recherche tendant à la constatation de la présence du sang, il est indispensable de soumettre les taches à l'action successive de l'éther, de l'acide hypochloreux et d'une solution alcaline au 10°;

9° Enfin, toute tache présentant les caractères extérieurs ordinaires propres aux taches de sang, qui aura résisté à l'action successive de ces trois agents, et dont la couleur aura été notablement foncée par le deuxième, devra être déclarée avoir été produite par du sang.

Nous n'avons pas traité dans cette note la question qui se rattache aux taches produites par de la rouille ou des matières minérales. On possède, en effet, des moyens aussi sûrs que faciles pour déceler la présence de ces substances.

II.

Falsification du poivre au moyen de la semoule et de grabeaux de riz.

(*Répertoire de Pharmacie*, t. XIII, p. 79.)

En Algérie, où probablement les épices d'Auvergne sont inconnues des Maltais, ces industriels sont dans l'habitude de falsifier le poivre avec de la semoule, des grabeaux de riz et d'autres débris de pâtes féculentes. J'ai eu récemment l'occasion de constater dans du poivre moulu près d'un cinquième de ces matières étrangères.

Ainsi que M. Picard (recueil cité plus haut) l'a très-judicieusement fait observer, la réaction par l'eau iodée est impuissante pour déceler cette fraude, car le poivre pur prend, au contact de ce réactif, une coloration bleue manifeste.

Le poivre moulu que j'ai été chargé d'examiner présentait une couleur gris noirâtre moins foncée que celle du poivre pur. A l'aide de la loupe, on y distinguait des grains blancs, anguleux et translucides. Tamisé à travers un tamis de crin moyen, il a laissé un résidu grossier, mélange de fragments de poivre, des grains blancs mentionnés ci-dessus et de débris de glumes qu'il était facile de rapporter à l'enveloppe des grains de riz. Le poivre pur moulu, et séparé au moyen du tamis de la poudre la plus fine, présente des fragments jaunâtres, comme glanduleux, et uniformément colorés; leur surface n'est jamais lisse et brillante.

Un gramme du résidu du poivre incriminé a été mis en contact avec 20 grammes d'eau distillée et chauffé jusqu'à 80 + 0, puis filtré. Le liquide a filtré avec beaucoup de lenteur; il était coloré en brun. L'eau iodée y a déterminé une coloration bleue très-intense, et après douze heures de contact, la plupart des grains avaient conservé cette couleur.

La même opération, faite sur du poivre pur, a donné des résultats tout différents. Ainsi, le liquide jeté sur un filtre a passé rapidement; l'eau iodée a coloré la masse en bleu; mais au bout de douze heures cette coloration, plus pâle que dans le cas précédent, était restreinte au liquide : les grains ou fragments de poivre étaient presque entièrement décolorés.

100 grammes du poivre suspect ont été délayés dans 300 grammes d'eau froide, et après un instant de repos, une multitude de grains blancs, irréguliers, ont gagné le fond du vase; d'autres fragments de couleur jaune se déposèrent au-dessus

des premiers, de sorte qu'en réitérant plusieurs fois cette opération, je suis parvenu à isoler presque complétement les premiers grains qui ont, par leur aspect, la plus grande analogie avec la fécule connue sous le nom de semoule. Quelques-uns de ces grains ont été triturés dans un mortier de verre, afin d'éviter le déchirement des granules. La masse s'est délayée avec une grande facilité, ce qui n'arrive pas avec les fragments de poivre qui, constitués par une matière cornée, se désagrègent avec beaucoup de difficulté.

Cette expérience m'a mis à même de constater, au moyen du microscope, la présence de l'amidon de blé.

A cette preuve matérielle de l'existence dans le poivre incriminé d'une substance amylacée étrangère, j'ai voulu en ajouter une qui fût à l'abri de toute objection. En effet, les auteurs qui ont traité des falsifications des substances alimentaires sont d'accord sur l'existence d'une fécule dans les diverses espèces de poivre; mais aucun d'eux, à ma connaissance, ne l'a isolée; ses caractères n'ont point encore été décrits, et le doute pouvait être permis, à savoir si cette fécule normale ne possédait pas quelque similitude de caractères avec l'amidon de blé. J'ai donc cherché à isoler cette fécule normale du poivre.

Pour cela, après avoir réduit en poudre une certaine quantité de poivre de la variété dite *noire*, je l'ai épuisé, d'abord par l'éther, ensuite au moyen de l'alcool à 32 degrés, et enfin par l'eau froide. Par des décantations et des lavages réitérés, je suis parvenu à obtenir un résidu gris blanc, insoluble dans l'eau, *bleuissant par l'iode*[1], et qui, étendu, encore humide, en une couche mince sur une lame de verre, a laissé voir au moyen du microscope une myriade de granules d'une excessive ténuité, parfaitement sphériques, formés d'un hile central transparent et d'une enveloppe opaque; ces granules ont une dimension uniforme : en un mot, ils diffèrent si essentiellement des granules de l'amidon de blé, qu'il suffit d'avoir vu une seule fois et les uns et les autres pour ne point les confondre.

J'ai obtenu ces granules d'une manière plus facile en faisant macérer dans l'eau froide des grains de poivre noir pendant vingt-quatre heures, les lavant et les essuyant avec un linge rude; la partie corticale de la baie se détache alors avec facilité, et l'on obtient un grain blanc qui, divisé en deux moitiés, montre au centre une substance blanche, friable, qui est l'amidon, et à l'extérieur une couche

---

[1] Je souligne ces mots parce qu'on lit dans un récent ouvrage sur les falsifications que le poivre ne se colore pas par l'iode.

épaisse, jaunâtre, dure et cornée. En divisant avec un peu d'eau froide le grain ainsi préparé, l'amidon se divise dans le liquide, dont une goutte, placée sur le porte-objet du microscope, laisse voir les granules décrits plus haut.

J'ai ensuite cherché à déterminer le poids des cendres laissées par l'incinération du poivre soumis à mon examen ; 10 grammes de cette substance prélevés sur toute la masse ont été incinérés dans un creuset de Hesse neuf ; le résidu pesait 45 centigrammes, soit 4 grammes 50 centigrammes pour 1 hectogramme. J'ai fait la même opération sur le même poivre débarrassé par le tamisage de la poudre la plus ténue, agissant ainsi sur une masse où les grains de fécule ajoutée étaient proportionnellement plus abondants : le poids des cendres n'a été que de 35 centigrammes, soit 3 grammes 50 centigrammes sur 100.

L'addition des débris de pâtes féculentes ou de grabeaux de riz au poivre moulu peut être facilement constatée, séance tenante, par les commissions chargées de la visite des épiceries. Il suffit, en effet, de tamiser une petite quantité de cette substance au moyen d'un petit tamis de crin, et d'examiner à la loupe le résidu. La couleur blanche de la fécule et du riz décèle immédiatement la fraude.

III.

Note sur la préparation du nitrate d'argent fondu.

(*Répertoire de Pharmacie*, t. XI, p. 221.)

Depuis plusieurs années, le commerce de la droguerie est dans l'habitude de livrer le nitrate d'argent fondu en cylindres blancs, où l'on distingue des cristaux lamelleux même à la simple vue. Ces cylindres sont très-fragiles, le moindre choc suffit pour les briser. Il n'est pas nécessaire d'insister sur les dangers de l'emploi de ce médicament quand il présente ces propriétés. Aussi, pendant mon séjour à l'hôpital d'instruction de Strasbourg, M. le professeur Sédillot, mécontent des cylindres d'azotate d'argent fondu qui lui étaient livrés, me pria d'en préparer suivant le mode suivi autrefois pour obtenir ce médicament.

Je mis dans un creuset de platine 100 grammes du nitrate provenant de la pharmacie centrale de Paris, et je chauffai jusqu'à ce que le sel fût en fusion tranquille; je coulai dans une lingotière, et, après le refroidissement, je pus constater qu'il avait perdu 15 grammes, soit 15 pour 100. Mais les cylindres avaient acquis une couleur gris ardoisée, et étaient devenus tellement cohérents qu'il fallait les frapper très-fortement pour les briser. C'est donc à tort qu'on a abandonnné l'usage ancien de chauffer ce nitrate jusqu'à ce que la totalité de son eau de cristallisation fût dissipée. Par le nouveau mode on livre simplement du sel cristallisé moulé en cylindres; à la vérité il y a moins de perte, mais la fragilité du produit en rend l'emploi dangereux dans une multitude de circonstances.

M. le docteur Capron, médecin-major à Philippeville, m'ayant exprimé les mêmes observations et les mêmes craintes, je me suis décidé à publier cette note dans le but d'appeler l'attention sur la préparation de ce médicament énergique.

IV.

De l'action de l'acide carbonique sur la quinine.

(*Répertoire de Pharmacie*, t. XII, p. 234.)

En 1839, M. Langlois, alors professeur de chimie à l'hôpital militaire d'instruction de Strasbourg, publia, dans le 45ᵉ volume du *Recueil des mémoires de médecine et de pharmacie militaires*, une note, dans laquelle ce professeur émettait l'opinion que les alcalis organiques ne se combinaient point à l'acide carbonique.

Peu de temps après, en 1841, devenu le collègue de M. Langlois dans la même école, je fus désireux de rechercher par l'expérience ce qu'avait de fondé l'opinion du professeur de chimie, opinion qui me semblait hasardée.

Je fis dissoudre 4 grammes de sulfate de quinine dans environ 250 grammes d'eau distillée acidulée; la quinine, précipitée par l'ammoniaque, fut recueillie et lavée sur un filtre, puis délayée, encore humide, dans 300 grammes d'eau distillée. Le liquide, blanc et opaque, ayant été introduit dans une éprouvette, j'y fis arriver un courant de gaz acide carbonique convenablement lavé. Bientôt la quinine fut dissoute; la dissolution était transparente; elle présentait la teinte opaline bleuâtre particulière aux solutés des sels de quinine. Abandonnée au repos dans une capsule évasée, cette dissolution laissa déposer sur les parois du vase, après deux jours, une foule de cristaux aiguillés, très-fins, groupés en étoiles. Recueillis sur un filtre et desséchés, ces cristaux présentaient les caractères suivants : ils se dissolvaient en totalité dans l'eau, dans l'alcool et dans l'éther; exposés à l'action de la chaleur sur une lame de platine, ils fondaient facilement, et laissaient dégager des bulles légères de gaz lorsqu'on les dissolvait dans une eau acide. Ils constituaient, selon moi, un sel nouveau, résultant de la combinaison de l'acide carbonique et de la quinine. Je communiquai ces résultats à M. Langlois, et répétai plusieurs fois devant lui mes expériences. Je les aurais publiées alors, suivant le conseil qu'il m'en avait plusieurs fois donné, mais comme je me proposais de les étendre aux autres alcalis organiques, je remis à un autre temps le soin de rédiger et de coordonner les faits que j'aurais observés. Cependant ceux que j'avais déjà constatés me semblèrent présenter assez d'intérêt pour les faire connaître dans mes leçons : tous les élèves qui se sont succédé à l'hôpital militaire de Strasbourg, pendant dix ans, en ont été témoins. C'était déjà un commencement de publication.

J'avais repris depuis quelque temps ces travaux, qui me semblent intéresser l'histoire de la quinine, quand, à mon grand étonnement, je lus dans le 13e volume, 2e série, du Recueil cité plus haut, une note de M. Langlois sur le carbonate de quinine cristallisé, note dans laquelle ce chimiste donne le détail de mes expériences.

Le seul fait que M. Langlois a constaté lui-même, le seul qu'il puisse revendiquer, est la décomposition du sel obtenu. L'ayant, en effet, renfermé dans un tube de verre fermé, et l'ayant chauffé dans un bain d'huile, il en a séparé l'acide carbonique à l'état gazeux.

Certain que la note publiée par le pharmacien en chef des Invalides engagera les chimistes à entreprendre des recherches sur le sujet qui y est traité, j'ai pensé qu'il était de mon devoir de rétablir la vérité des faits en faisant connaître, sans aucune récrimination, la part que chacun de nous a le droit de s'attribuer.

V.

La note précédente, dont je déclare exacts tous les termes, avait été rédigée sans aucun esprit de récrimination et dans le seul but de rétablir la vérité des faits. Elle portait pour épigraphe ces mots : *Suum cuique*. Le numéro suivant du Recueil précité renferme (t. XII, p. 281) une réclamation de M. Langlois ainsi conçue :

Réclamation de M. Langlois sur l'action de l'acide carbonique sur la quinine.

Je ne sais sous quelle inspiration M. Choulette a rédigé la note que vous avez insérée dans le numéro de janvier 1856 (page 234) du *Répertoire de Pharmacie ;* mais je suis certain que, si elle m'avait été communiquée d'abord, on aurait hésité, après avoir recueilli mes observations, à lui donner cette publicité.

Le carbonate de quinine que j'obtiens n'est nullement le sel que M. Choulette a vu se former dans les essais qu'il a entrepris sous mes yeux, en 1841, à Strasbourg.

Dans certaines conditions de l'opération, quand la quinine n'a pas été bien lavée, qu'elle retient encore un peu de sulfate d'ammoniaque, il se produit au sein de la liqueur de longues aiguilles de sulfate de quinine, qui prennent naissance sous l'influence d'un courant d'acide carbonique. Voilà le sel de M. Choulette, celui que j'ai examiné avec lui à Strasbourg, et que j'ai reproduit à Paris.

Quant au carbonate de quinine, représenté par de très-petits cristaux, il m'a fallu bien des expériences, bien des tâtonnements pour en obtenir la formation. Le hasard a aussi joué un grand rôle dans cette production.

D'ailleurs, M. Choulette dit que son sel est soluble dans l'eau et dans l'éther; le mien, au contraire, est insoluble dans ces deux liquides.

Je ne doute pas que, lorsque M. Choulette aura vu mon sel et les conditions dans lesquelles il se forme, il ne reconnaisse qu'il n'y a aucun rapport entre mes expériences et celles qu'il a faites, il y a seize ans, à Strasbourg.

En admettant comme exacts les faits mentionnés dans cette réclamation, il résulte, avec une évidence irrécusable, qu'après trente ans et plus de travaux de laboratoire, j'étais encore inhabile à laver un précipité, et de plus que pendant dix ans de professorat, j'ai fait passer, chaque année, sous les yeux de mes élèves du sulfate de quinine régénéré pour du carbonate de quinine !

Je n'ai qu'un mot à ajouter : j'affirme qu'il y a dans cette réclamation autant de malveillantes inexactitudes, pour ne rien dire de plus, que de mots.

VI.

Falsification de la liqueur vulgairement appelée ABSINTHE.

(*Répertoire de Pharmacie*, t. XII, p. 135.)

Au mois d'avril 1855, je fus requis par M. le commissaire de police de Constantine, à l'effet d'examiner un échantillon de liqueur dite *absinthe* dont une livraison assez considérable, refusée par le destinataire, donnait lieu à une action juridique de la part de l'expéditeur. Je crois utile de publier les résultats de l'expertise à laquelle je soumis ce liquide; ils feront connaître une falsification que n'indique aucun des ouvrages qui traitent de cette partie de la science chimique.

Cette liqueur présentait une coloration verdâtre tirant sur le brun. Son odeur était alcoolique, légèrement anisée; sa saveur un peu amère et sucrée. Elle marquait 55 degrés à l'alcoomètre de M. Gay-Lussac, à la température de + 15 degrés. J'en ai évaporé 100 grammes au bain-marie, jusqu'à ce que la capsule ne perdît plus en poids; j'ai obtenu un résidu qui pesait 4 grammes.

Ce résidu présentait les caractères suivants : couleur brune ; consistance molle, visqueuse ; odeur des extraits en général ; saveur à la fois amère et sucrée ; il était imparfaitement soluble dans l'eau et dans l'alcool à 36 degrés ; il se dissolvait entièrement dans l'alcool aqueux ; l'éther sulfurique ne lui enlevait presque rien. Dissous dans dix fois son poids d'eau distillée, et chauffé jusqu'à l'ébullition, *il a laissé percevoir d'une manière frappante l'odeur caractéristique de la décoction de pruneaux.*

Cent autres grammes de cette liqueur ont été soumis à la distillation au bain-marie dans un petit appareil de verre. Le produit distillé avait une odeur légèrement anisée, ne rappelant que très-faiblement celle qui est propre à l'alcoolat d'absinthe. Il blanchissait très-peu par son mélange avec l'eau.

J'ai fait les mêmes expériences avec de l'absinthe sur la bonne qualité de laquelle je ne pouvais élever aucun doute. Les résultats ont été tout autres.

Ainsi, le résidu de l'évaporation de cette absinthe, n° 2, ne pesait que 8 décigrammes. Sa saveur était franchement amère ; dissous dans l'eau et chauffé il n'a point exhalé l'odeur de pruneaux signalée plus haut. Le produit de la distillation avait une odeur vive, pénétrante, suave ; une saveur

2*

chaude, aromatique ; il blanchissait fortement par son mélange avec l'eau.

La recherche de substances minérales colorantes dans l'une et l'autre liqueur n'a donné que des résultats négatifs.

La liqueur suspecte, évidemment fabriquée de toutes pièces par un mélange d'eau-de-vie, d'huile volatile d'anis, d'infusion d'absinthe et de décoction de pruneaux, a été considérée comme boisson falsifiée et laissée pour compte de l'expéditeur.

VII.

Faits pour servir à l'histoire de l'alcool d'asphodèle.

(Répertoire de Pharmacie, t. XIII, p. 145.)

Pendant mon séjour à Philippeville (Algérie) en qualité de pharmacien en chef de l'hôpital militaire, je faisais partie de la commission de vérification des pharmacies, épiceries, drogueries, etc., chargée de faire annuellement les visites de ces établissements. Cette commission fit, à diverses reprises, saisir les liqueurs alcooliques fabriquées avec l'alcool retiré de l'asphodèle, liqueurs qu'une fabrique située à Damrémont, distant de Philippeville de quatre kilomètres, livrait en assez grande quantité au commerce de cette ville. Les procès-verbaux des opérations de cette commission ont toujours appelé l'attention de l'autorité sur ces liquides, en émettant le vœu de voir limiter l'emploi de l'alcool d'asphodèle aux usages purement industriels à cause de l'action nuisible que son usage comme boisson pouvait exercer sur l'économie. La commission fondait son opinion sur l'odeur et la saveur désagréables, nauséabondes de cet alcool. Aucune analyse cependant n'en avait encore été faite. Cette opinion était d'ailleurs corroborée par les plaintes réitérées des consommateurs qui, pour la plupart, repoussaient l'emploi des liqueurs présentant cette odeur et cette saveur.

Au mois d'avril 1854, M. le préfet du département de Constantine, désirant savoir jusqu'à quel point les plaintes portées sur les boissons fabriquées avec l'alcool d'asphodèle étaient fondées, me chargea de faire l'analyse de ce liquide, dont plusieurs litres furent mis à ma disposition.

L'échantillon sur lequel porta mon examen provenait de la fabrique de Damrémont.

Le rapport circonstancié des expériences que je fis à ce sujet établissait d'une manière évidente l'existence d'une matière huileuse très-âcre dans cet alcool,

En voici les conclusions :

« L'alcool d'asphodèle diffère de l'alcool de vin par la présence d'une matière huileuse volatile très-âcre qui lui communique une odeur et une saveur désagréables, et dont la distillation et les autres moyens employés pour désinfecter les alcools ne le privent pas entièrement.

« Cette huile, sur la nature de laquelle nous ne pouvons pas encore nous prononcer, et que nous ne connaissons que par ses propriétés physiques possède une odeur nauséabonde, une saveur mordicante intense, indices irréfragables d'une action délétère manifeste sur les organes, propriété qu'elle communique indubitablement à l'alcool qui en est imprégné, et dont les effets sûrs, quoique lents, doivent se faire sentir chez les personnes qui font un usage habituel de liqueurs préparées avec cet alcool. »

Je ne publiai point alors mes observations parce que j'espérais trouver le moyen de désinfecter complétement ce produit. Les résultats n'ayant point été conformes à mes espérances, j'abandonnai ces travaux.

Plus tard j'eus connaissance des observations de M. Dumas sur le même sujet. L'éminent chimiste est arrivé à des résultats tout différents. L'alcool qui lui a été adressé avait toutes les propriétés de l'alcool de vin. Sous le rapport de l'odeur, de la saveur et des réactions chimiques, c'était une seule et même substance. Assurément personne ne mettra en doute l'exactitude des observations publiées par M. Dumas, et la seule explication que l'on puisse admettre pour justifier la différence des résultats obtenus de part et d'autre, est que j'ai agi sur l'alcool d'asphodèle tel qu'il est livré au commerce, tandis que M. Dumas n'a sans doute eu à sa disposition que le même alcool rectifié avec un soin particulier et débarrassé par des distillations répétées ou par quelque procédé chimique de la matière huileuse à laquelle il doit son odeur et sa saveur désagréables.

La rareté et la cherté des alcools de vin donnent aujourd'hui une grande importance à la fabrication de l'alcool d'asphodèle. Il en existe des distilleries non-seulement en Algérie, mais encore en Espagne, en Sardaigne, en Corse et en Italie. Nul doute que les producteurs, excités par la concurrence, ne s'efforcent à l'envi d'améliorer leurs produits. Cette circonstance m'engage à faire connaître les essais auxquels j'ai soumis ceux de Damrémont, et les résultats que j'ai obtenus. Ils pourront mettre sur la voie pour arriver à rendre cet alcool propre à la préparation des boissons alcooliques.

Les expériences que je consigne ici ont été dernièrement répétées avec de l'alcool d'asphodèle obtenu à Jemmapes par M. Renaud, à qui l'on doit les premières données sur cette matière, et qui pendant plusieurs années s'est occupé de ce sujet avec une grande persévérance et une sagacité remarquable.

Tout le monde sait que l'asphodèle commun, *Asphodelus ramosus* de Linné, est une plante vivace dont les racines se divisent en un grand nombre de tubercules allongés, de la grosseur du pouce. Cette plante couvre tous les coteaux secs de la région méditerranéenne. Elle est extrêmement abondante sur le littoral de l'Algérie. Dans la province de Constantine on ne la trouve plus vers le Sud à dater de Millah. A cette latitude elle est remplacée par l'*Asphodelus acaulis*, Desf.

L'expérience, d'accord avec la théorie, a appris que l'époque la plus favorable pour la récolte était l'automne. Alors la plante a parcouru toutes les phases de la végétation; la tige s'est desséchée; les graines mûres, tombées sur le sol, assurent la reproduction de la plante, et les sucs élaborés pendant l'été se sont concentrés dans les tubercules.

Pendant quelques années cette récolte, abandonnée aux Arabes, se faisait avec peu de soins; les racines étaient arrachées et enlevées dans leur totalité. Aujourd'hui, à Jemmapes du moins, après avoir extrait la griffe, on en détache un ou deux tubercules munis d'un *œil*, et on les replace dans le trou qu'occupait la racine. De cette manière on évite la disparition de la plante dans la contrée où se fait l'exploitation. A Jemmapes des essais sont tentés dans le but de la cultiver en grand.

La racine, extraite du sol et débarrassée de la terre dont ses tubercules sont entourés, est soumise à l'action d'une roue qui la réduit en une

sorte de pulpe que l'on délaie dans l'eau. Le mélange placé dans de grandes cuves est abandonné
à la fermentation, à une température de 25 à 30
degrés qui est la plus convenable. Au bout de six
à huit jours on procède à la distillation. En hiver
on est quelquefois obligé de suspendre les travaux
à cause de la lenteur avec laquelle la fermentation
s'effectue par suite de l'abaissement de la température.

Comme le raisin, la racine d'asphodèle renferme
le ferment nécessaire à la transformation de la
matière sucrée en alcool. J'ai une seule fois ajouté
de la levûre de biére à un mélange de ces racines
broyées et d'eau. Il s'y est bientôt développé une
odeur infecte d'une analogie frappante avec celle
que répandent les excréments du chat.

L'alcool obtenu est parfaitement transparent ;
son odeur, lorsqu'il est très-rectifié (90 à 92 degrés centésimaux) ne présente rien de particulier.
Cependant, si on le frotte entre les mains, il les
laisse, après son évaporation, imprégnées d'une
odeur *sui generis* fade, nauséeuse, désagréable.
Cette odeur s'exalte singulièrement par suite du
mélange de l'alcool avec l'eau. Elle est évidemment due à une matière volatile, car des distillations réitérées ne la font point disparaître.

Cet alcool à une saveur âcre, piquante, persistante à la gorge; si on le chauffe dans un petit matras jusqu'à l'ébullition, sa vapeur irrite les yeux et les narines; il brûle avec une flamme bleuâtre comme les autres alcools.

Ce qui le distingue essentiellement, c'est l'action que l'acide sulfurique concentré exerce sur lui. Ainsi, mélangé avec le quart de son volume de cet acide, il acquiert une couleur brune très-foncée. L'alcool de vin prend dans la même circonstance une couleur très-légèrement ambrée; souvent même le mélange n'est pas coloré sensiblement. Cette coloration par l'acide sulfurique est un indice de l'impureté de cet alcool. Je l'ai indiquée aux fabricants comme un sûr moyen de juger du plus ou moins de pureté de leurs produits. La réaction est tellement prompte et caractéristique, que l'idée m'était venue de la faire servir à la désinfection de ce liquide. L'expérience n'a pas confirmé mes prévisions à ce sujet. Ayant en effet distillé au bain-marie de l'alcool d'asphodèle auquel j'avais ajouté trois centièmes d'acide sulfurique, j'obtins un produit moins impur, à la vérité, mais qui mélangé avec l'eau laissait encore percevoir d'une manière évidente l'odeur propre à cet alcool.

Je suis parvenu à isoler la matière âcre de l'asphodèle de la manière suivante : 200 grammes d'huile d'amande douce ont été ajoutés à 4 litres d'alcool provenant de Damrémont. Après deux jours de contact, pendant lequel le liquide a été fréquemment agité, j'ai distillé au bain-marie de manière à obtenir 3 litres de produit. Celui-ci avait perdu l'odeur désagréable qu'il avait avant l'opération ; frotté entre les mains, il en exhalait une pénétrante, où l'on ne distinguait plus de traces de celle qui caractérise cet alcool. Cependant, par son mélange avec le double de son poids d'eau, l'odeur se faisait sentir quoique atténuée *de plus de moitié*.

J'ai dernièrement répété cette expérience sur l'alcool provenant de la fabrique de Jemmapes ; les résultats ont été en tout semblables.

Le résidu huileux resté dans le bain-marie a été recueilli à part. Il possédait à un degré très-marqué l'odeur nauséeuse de l'asphodèle ; sa saveur était extrêmement âcre ; une goutte de ce résidu placée sur la langue communiquait bientôt à l'arrière-bouche une sensation de chaleur mordicante accompagnée de nausées.

Ce résidu alcoolique a été mélangé avec le double de son poids d'eau, et distillé au bain de sable de manière à recueillir les deux tiers de l'eau ajoutée. Ce produit aqueux renfermant la substance huileuse volatile de l'asphodèle, a été agité avec un volume égal au sien d'éther sulfurique rectifié.

Après vingt-quatre heures de contact j'ai séparé l'éther par décantation, et je l'abandonnai à l'évaporation spontanée. Le résidu était de nature résineuse; son odeur rappelait au plus haut degré celle de l'alcool d'asphodèle, et il suffisait d'en placer une très-faible quantité sur la langue pour ressentir bientôt une saveur des plus mordicantes. Tous mes collègues de l'hôpital de Philippeville, et plusieurs membres du Tribunal de cette ville, ont pu l'expérimenter.

Enfin, je crois devoir consigner ici les résultats d'un dernier essai tenté dans le but de désinfecter ce produit. J'ai distillé au bain-marie 500 grammes d'alcool d'asphodèle provenant de la fabrique de Jemmapes, auquel j'avais ajouté 100 grammes de lait de chaux. Le contact avait été prolongé pendant un mois et le mélange souvent agité. Le produit de la distillation a été fractionné en deux portions. La première portion était parfaitement transparente, incolore, d'une odeur fortement alcoolique; frotté entre les mains ou mélangé avec l'eau, ce premier produit dégageait l'odeur propre à l'asphodèle; l'acide sulfurique le noircissait fortement.

Le deuxième produit avait une odeur franche; frotté entre les mains, il ne laissait aucune trace de son origine; mélangé avec l'eau, il ne présentait

pas de différence sensible avec l'alcool de vin;
enfin, chose digne de remarque, il n'était pas coloré par l'acide sulfurique.

J'ai tout lieu de croire que c'est sur un semblable produit que M. Dumas a fait les expériences
dont il a entretenu l'Académie des sciences. Il reste
à savoir, ainsi que le fait judicieusement observer
l'illustre académicien, si les producteurs parvien-
dront à appliquer en grand le procédé qui m'a
réussi à merveille sur de petites quantités, et à
livrer ainsi au commerce leur alcool purifié à un
prix en rapport avec celui des alcools de vin et de
betterave.

VIII.

Essai d'une nouvelle classification pharmaceutique.

(Répertoire de Pharmacie, t. XIV, p. 361.)

M. Soubeiran, dans son excellent *Traité de pharmacie*, fait observer avec raison que dans un ouvrage de pharmacie essentiellement pratique, l'ordre que l'on suit pour la description des médicaments importe assez peu, et qu'il suffit de pouvoir retrouver facilement la place où il en est fait mention ; mais que, dans un ouvrage destiné à l'enseignement, il n'en est pas de même, et que la classification y tient une place importante.

En effet, c'est avec l'aide de la classification que l'élève saisit l'ensemble des différentes parties de l'ouvrage ; sans elle, les faits s'isolent, et la mémoire s'épuise en efforts infructueux pour se les approprier ; vérités reconnues depuis longtemps par tous les esprits éclairés, et sur lesquelles il serait inutile de s'arrêter beaucoup.

Or, si la classification est importante dans un ouvrage écrit, elle le devient bien davantage dans

un cours, où la parole, rapide presqu'à l'égal de
la pensée, laisse peu de place à la réflexion, où
les faits qu'on expose ont besoin d'être liés aux
faits précédemment développés, de s'y unir, pour
les éclairer; où, plus qu'ailleurs, il importe de
procéder du connu à l'inconnu, du simple au composé, etc.

Mais la classification des médicaments soulève
des difficultés de plus d'un genre. En effet, indépendamment de celles qui naissent du sujet même,
chaque jour en apporte de nouvelles que le peu de
fixité dans les formules, et la facilité avec laquelle
elles peuvent être modifiées, font naître sans cesse.

D'ailleurs, le désir d'innover, la soif de la nou-
veauté que la concurrence excite aujourd'hui à un
si haut degré dans toutes les classes de producteurs, se sont fait sentir de bonne heure parmi
les pharmaciens, et chaque jour les journaux ou-
vrent leurs colonnes aux annonces de produits
nouveaux, résultats de la satisfaction de ce besoin.
Il en est résulté des formes médicamenteuses inconnues aux anciens pharmacologistes, et dont
l'apparition est pour les classificateurs un sujet
de difficultés quelquefois insurmontables. Je dis
insurmontables, car je ne partage point l'opinion
de ceux qui croient vaincre une difficulté en l'élu-
dant, et qui rejettent dans un appendice les sujets

qui ne se prêtent pas avec docilité aux exigences de leur système. Les *incertæ sedis* ont toujours été la critique la plus sévère des classifications.

Je citerai comme exemple de formes médicamenteuses difficiles à classer, les capsules diverses, constituées par une enveloppe de gélatine renfermant des substances médicamenteuses liquides, molles ou solides, simples ou composées, organiques ou inorganiques, etc. Leur forme ovoïde les rapproche des bols; comme ces derniers, elles sont toujours destinées à l'usage interne; comme eux, elles ont pour but de faciliter l'administration de substances que leur odeur ou leur saveur rendent repoussantes pour les malades, et pourtant il n'est pas possible de confondre ces deux genres de médicaments.

On ne doit pas oublier qu'une des causes qui ont le plus puissamment contribué à l'abandon dans lequel sont tombées les classifications modernes, a été la réforme que leurs auteurs ont en même temps opérée dans la nomenclature. Tout en admettant que la plupart des dénominations anciennes sont vicieuses; qu'elles ne s'appliquent pas toujours à des produits similaires, et qu'une réforme devient indispensable dans cette partie, je pense néanmoins que les innovations dans la nomenclature des médicaments ne peuvent être

introduites qu'avec une sage lenteur et une grande
réserve, et seulement après que la nécessité s'en
est fait sentir longtemps. Cette réforme peut être
faite indépendamment de celle qui touche à la classification, car les dénominations des objets qu'on
veut classer importent assez peu à l'ordre suivant
lequel on se propose de les ranger; l'essentiel est
que leurs caractères soient bien choisis et leurs
rapports parfaitement conservés. L'esprit humain
est ainsi fait; il est avide de nouveautés, mais il
se met facilement en défiance contre les innovations qui le forcent à abandonner des idées qui lui
étaient familières. Or, proposer en même temps la
réforme de la classification et celle de la nomenclature des médicaments, était trop de moitié. Pour
ne point exciter des préventions fâcheuses, il importe de ne procéder que peu à peu, et de mesurer
le terrain à gagner sur le terrain déjà obtenu.

Ce sont des considérations de cette nature qui
m'engagent à m'occuper isolément de ces sujets,
et à traiter de la classification des médicaments
indépendamment de la nomenclature sur laquelle
je reviendrai dans un article spécial.

Je diviserai ce sujet en deux parties : dans la
première j'examinerai les classifications publiées
jusqu'à ce jour; dans la deuxième j'exposerai les
bases de celle qui m'est propre.

PREMIÈRE PARTIE. — Des divers arrangements proposés pour classer les médicaments.

A l'exemple de la plupart des pharmacologistes, je ne comprends ici, sous le nom de médicament, que les substances qui ont reçu dans l'officine du pharmacien des modifications telles qu'elles ne peuvent plus être considérées comme des drogues simples. Ainsi, une division grossière, la séparation mécanique de quelques parties inutiles, un lavage, une dessiccation ne constituent pas à mes yeux des opérations pharmaceutiques capables de transformer une drogue simple en un médicament. De même je ne pense pas que l'eau, le vin, le lait, le vinaigre, quoique étant employés journellement, soit seuls, soit mélangés à d'autres substances, au traitement des malades, puissent être considérés comme des médicaments, attendu que, loin d'être préparées dans les officines, ces substances n'y subissent le plus souvent aucune préparation pour être mises en usage. Ce sont des produits naturels ou artificiels qu'il importe de laisser dans le domaine de la droguerie.

Les anciens pharmacologistes n'ont pas attaché à la classification toute l'importance qu'elle mérite. Dans presque tous les ouvrages de pharmacie publiés avant le dix–neuvième siècle, les médica—

ments sont groupés d'après des considérations
tirées de leurs propriétés médicales. Il est vrai que
la plupart de ces ouvrages avaient été composés
par des médecins. Baumé, qui écrivit des éléments de pharmacie, en vue de l'art pharmaceutique seul, divise la pharmacie en quatre parties :
la connaissance, l'élection, la préparation et la
mixtion des médicaments.

La connaissance des médicaments comprend la
sophistication, la substitution et les moyens de reconnaître les fraudes.

L'élection comprend le choix, la récolte, la dessiccation et la conservation des drogues simples
tirées des trois règnes.

La troisième partie, ou la préparation des médicaments simples, renferme un assez grand nombre d'opérations et de produits qui n'ont entre
eux aucun lien. Ainsi, on y voit figurer la préparation des parties d'animaux usitées alors, les produits de l'ustion, de la torréfaction, de la calci-
nation, l'eau de chaux, le soufre lavé, les éponges
préparées, la pulvérisation, le lavage, la préparation des sucs, des fécules, des huiles, des résines, du petit-lait, etc.

La quatrième partie, ou la pharmacie proprement dite, désignée sous le nom de mixtion des
médicaments, comprend des préceptes sur la pré-

paration des médicaments composés. Ils sont décrits dans l'ordre suivant : espèces, infusions,
décoctions, vins médicinaux, teintures, extraits,
produits de la distillation, huiles essentielles,
savons, fermentation, eaux spiritueuses, vinaigres, miels et sirops, ratafias, confitures, poudres
composées, électuaires, pilules, trochisques, médicaments externes, et enfin les médicaments magistraux.

Tel est l'ordre dans lequel Baumé décrit les
opérations et les produits. Je n'ai pas besoin
de dire que, malgré les défauts de ce plan, ses
éléments de pharmacie, qui ont compté neuf édi-
tions, ont exercé une influence immense sur les
progrès de l'art pharmaceutique, et qu'aujourd'hui
encore ils sont consultés avec fruit par tous ceux
qui s'occupent des sciences médicales.

En 1796, Carbonell, pharmacien et professeur
de chimie à Barcelone, publia, en latin, un petit
livre intitulé : *Éléments de pharmacie fondés sur
les principes de la chimie moderne.* Dans cet ouvrage, Carbonell expose des vues ingénieuses sur
la classification des médicaments et sur les véritables principes qui doivent servir de point de
départ dans un arrangement méthodique de ces
produits. Abandonnant la route suivie par ses
prédécesseurs, cet auteur choisit le mode de pré-

paration comme base de sa classification. Les médicaments sont préparés, dit-il, par quatre modes
principaux, savoir : la *division*, la *mixtion*, l'*extraction* et la *combinaison*. Et comme de chacune
de ces classes d'opérations doit résulter une classe
distincte de produits, les médicaments forment
quatre classes fondamentales sous les noms de
divisés, *mixtes*, *extraits* et *combinés*. Première
ébauche, qui, plus tard, s'est agrandie et perfec-
tionnée sous les inspirations de MM. Henry et
Guibourt. En effet, Carbonell, après de longs et
pénibles essais, et après avoir presque entièrement
exécuté son plan, a dû l'abandonner à cause
des obstacles insurmontables qu'il a rencontrés,
avouant qu'à la première vue l'analogie qui existe
entre les opérations et leurs produits est sédui-
sante, mais que des difficultés viennent bientôt
entraver les efforts de celui qui veut la mettre à
profit. J'indiquerai plus tard la cause de ces difficultés, ainsi que les moyens de les surmonter.

Pendant une trentaine d'années, et malgré les
judicieuses observations de Carbonell, les pharmacologistes négligèrent complétement la classification. Il suffit de jeter les yeux sur les ouvrages
de Morelot, Duncan, Brugnatelli, Virey, Caven-
tou, Idt et Chevallier, etc., pour reconnaître un
oubli complet des excellents principes développés

par le pharmacien espagnol. C'est à l'un des pharmaciens les plus distingués de Paris, M. Chéreau,
que l'on doit la plupart des progrès qui ont marqué les publications faites depuis vingt-cinq ans.

Le travail de M. Chéreau date de l'année 1825.
Il l'a publié sous le titre de *Nomenclature et classification des médicaments*. Dans cet écrit, l'auteur
propose, en effet, une réforme complète de la
pharmacologie. Mais, plus hardi que Carbonell,
et novateur audacieux, il aborde résolûment les
difficultés, et j'avoue que le plus grand nombre
ont été résolues par lui d'une manière aussi heureuse qu'inattendue.

Suivant les principes rigoureux adoptés en histoire naturelle, M. Chéreau divise les médicaments
en classes, séries ou sous-classes, ordres, genres
et espèces. Ces classes sont établies d'après la durée
des médicaments ; elles sont au nombre de deux.
La première comprend, sous le nom de *chronizoïques*, les médicaments officinaux ; la deuxième,
sous celui d'*achronizoïques*, les médicaments magistraux. Chacune de ces classes est subdivisée en
deux séries, suivant que les médicaments qui les
composent ont un excipient ou en sont dépourvus.
La nature de l'excipient détermine les ordres, et
enfin le mode opératoire, la forme ou la destination caractérisent les genres.

Considérée sous ce point de vue général, cette classification laisse bien loin derrière elle tout ce qui avait été tenté en ce genre auparavant, ou pour mieux dire, elle est devenue le point de départ des travaux qui ont eu pour objet un arrangement méthodique des médicaments. Mais, examinée dans ses détails, elle fournit une part assez large à la critique, et cependant, si j'ose me permettre, dans cet examen, d'y signaler des lacunes ou des erreurs, je proteste néanmoins de mon admiration pour l'ensemble que l'auteur a mis dans la coordination des diverses parties de son travail, et l'art avec lequel il a su mettre à profit les ressources variées que lui fournissait le sujet.

La distinction des médicaments en officinaux et en magistraux a été depuis longtemps signalée comme peu susceptible de servir de base à une classification, à cause des nombreuses exceptions auxquelles elle donne lieu. Ce reproche était mérité. Comment, en effet, légitimer la séparation des sucs végétaux, dont les uns, tels que ceux de tronci, de groseilles, de framboises, sont placés parmi les médicaments officinaux, tandis que d'autres, ceux de cresson, de fumeterre, de bourrache, etc., sont considérés comme magistraux? Les oléosaccharum sont-ils bien des médicaments officicinaux? N'a-t-on pas lieu de s'étonner de voir

les bières médicamenteuses, de leur nature si alté-
rables, placées dans la classe des chronizoïques,
et ne pourrait-on pas raisonnablement en dire autant des vins médicinaux, dont quelques-uns ne
peuvent pas être conservés pendant quelques mois
sans s'altérer profondément? Les fécules médicinales, telles qu'on les administrait autrefois, par
exemple, celles de bryone, d'arum, ne pouvaient
produire l'effet qu'on en attendait, qu'à la condi-
tion d'être employées à l'état frais; les lavages et
la dessiccation leur enlèvent les propriétés actives
qui les faisaient rechercher. Tous les auteurs les
décrivent comme des médicaments essentiellement
magistraux. C'est donc à tort que M. Chéreau les
place parmi les chronizoïques. Personne n'ignore
que les pulpes de casse et de tamarin, convenablement préparées, peuvent être conservées sans
altération, et seraient mieux placées parmi les
composés officinaux, tandis que celles de carotte,
de pommes de terre, de lis, etc., sont des prépa-
rations magistrales.

D'après ces considérations, je pense que la distinction des médicaments, d'après leur durée,
n'a point assez de fixité pour servir de base à une
classification méthodique.

Je vais actuellement examiner la valeur des principes sur lesquels les séries ou divisions secondaires

ont été établies. Ces principes reposent, dans les deux classes, sur l'absence ou la présence de l'excipient; ce qui donne quatre séries, deux dans chacune des classes. Mais il importe, avant d'aller plus loin, de fixer le véritable sens que l'on doit attribuer au mot excipient.

Pour tous les pharmacologistes, le mot *excipient,* du verbe *excipere,* formé de *ex* (de, hors) et de *capio* (je prends), sert à désigner en médecine la substance qui, *dans un médicament composé,* reçoit les autres ingrédients et donne au médicament la forme ou la consistance convenables. On lui donne aussi le nom d'intermède, parce que très-souvent il sert d'intermédiaire pour unir plus intimement deux substances qui, seules, ne s'uniraient point; ainsi le mucilage dans la préparation des tablettes, le jaune d'œuf dans celle du digestif simple, le miel et le vin dans la thériaque, sont des excipients ou des intermèdes. Quand l'excipient est liquide, il prend le nom de menstrue ou de véhicule, du mot *vehiculum,* formé de *veho* (je porte), toutes les fois qu'il est destiné à dissoudre quelques substances solubles mêlées à des substances insolubles, par exemple, l'eau, le vin, le vinaigre dans la préparation des tisanes, des vins médicinaux, des oxéolés, etc.; ou à faciliter la division ou la suspension de quelques corps insolubles, ainsi le vin dans le vin cupro-arsénié (collyre de Lanfranc). Les mots *excipient*, *menstrue*, *véhicule*, sont donc le plus souvent employés comme synonymes, pour désigner le corps qui sert de moyen de transport à l'agent médicinal actif, à la base. Il s'ensuit que l'indication d'un excipient suppose dans un médicament la présence d'une ou de plusieurs substances plus actives. Ces principes posés, je vais essayer de les appliquer aux séries dans la classification de M. Chéreau.

Pour le premier ordre des médicaments officinaux, les hydroliques, il n'y a aucune objection à soulever : dans tous, l'eau est l'excipient. Mais il n'en est pas de même pour le deuxième, les saccharoliques, médicaments qui ont le sucre pour excipient. En effet, ce n'est point le sucre qui donne aux sirops, aux conserves, aux gelées, aux pâtes, aux électuaires, la consistance liquide ou molle. Dans ces divers médicaments, le sucre doit être considéré plutôt comme corps conservateur que comme excipient. Ce dernier caractère appartient évidemment aux liquides qui font partie de ces composés. Enfin, je ne puis concevoir le motif qui a engagé l'auteur à placer les pilules dans cet ordre. Personne n'ignore, en effet, qu'il est un grand nombre de masses pilulaires dans lesquelles il n'entre aucune matière sucrée.

3*

Les cinq ordres suivants, savoir : les œnoliques, les alcooliques, les éthéroliques, les brutoliques et les oxéoliques, sont parfaitement caractérisés. Ici c'est le vin, l'alcool, l'éther, la bière et le vinaigre, qui remplissent le rôle de véhicule.

Le huitième ordre, qui renferme les oléoliques, médicaments qui ont l'huile pour excipient, donne lieu à quelques remarques. Je ne pense pas que les huiles liquides ou solides, telles que celles d'olives, d'amandes, de lin, le beurre de muscade, etc., puissent être considerées comme des médicaments qui ont l'huile pour excipient : ce sont des médicaments simples qui servent eux-mêmes d'excipient dans un très-grand nombre de compositions. La même observation s'applique également aux huiles volatiles et aux produits de la distillation sèche des substances organiques. Ceux-ci, en raison de leur nature toute différente, auraient dû trouver une place ailleurs. Enfin, certains composés onguentaires, par exemple l'onguent ou baume d'arcéus, dans la composition desquels il n'entre point d'huile, ne doivent pas faire partie des oléoliques.

Dans le travail de M. Chéreau, les huiles volatiles forment trois sous-genres : les oléolats liquides, exemple, huile volatile de camomille; les oléolats solides, exemple, huile volatile de

roses, et enfin les oléolats empyreumatiques ,
exemple, huile empyreumatique de corne de cerf.
Je n'admets pas que l'on puisse raisonnablement
comprendre dans un même genre des corps aussi
dissemblables que le sont les huiles volatiles proprement dites et les liquides obtenus par la distillation sèche de certaines matières animales. Quant
à la distinction en deux sous-genres des essences
liquides, et de celles qui, à la température ordinaire, ont une consistance butyracée, comme cette
distinction n'est vraie que dans des limites fort res-
treintes, déterminées par la température, variable
suivant les saisons et les climats, rien n'autorise à
l'admettre comme un caractère générique, et, dans
une classification rigoureuse, les huiles volatiles de
camomille et de roses ne seront considérées que
comme deux espèces du même genre.

La deuxième série des médicaments chronizoïques (officinaux) comprend les sucs officinaux, les
extraits, les fécules, les poudres et les espèces. Les
noms primordiaux opol, amidol, pulvérol et spé-
ciol, analogues à ceux hydrool, saccharol, œnol,
etc., ne semblent-ils pas indiquer comme ceux-ci
la présence d'un excipient dans les composés auxquels ils s'appliquent? Je pense que ces dénominations primordiales pourraient être supprimées
sans inconvénient.

Après avoir placé les huiles ou sucs huileux parmi les médicaments ayant l'huile pour excipient, M. Chéreau range les sucs magistraux, tels que ceux de bourrache, de cerfeuil, de cresson, etc., parmi les médicaments sans excipient. Je pense qu'il aurait dû faire l'inverse. J'ai, en effet, montré plus haut que les sucs huileux étaient eux-mêmes excipient; j'admets, de plus, que dans les sucs des plantes, l'eau de végétation doit être considérée comme l'excipient ou le véhicule des substances fixes qu'elle tient en dissolution. D'après cette manière de voir, ces produits doivent prendre place parmi les hydrolés.

Parmi les genres de cette deuxième série, je vois figurer les opostolés que l'auteur divise en opostolés mous (extraits mous) et en opostolés secs (extraits secs). Cette distinction, fondée sur le plus ou le moins de consistance de ces médicaments, a l'inconvénient de séparer dans des genres différents des composés qui ont entre eux la plus grande analogie, souvent même une grande similitude dans leur composition. Les divers extraits de quinquina nous en offrent un exemple remarquable.

La deuxième classe, les achronizoïques (médicaments magistraux), est formée de deux séries, suivant que ces médicaments ont un excipient ou en sont dépourvus. La première série renferme trois ordres : les hydrolitiques (tisanes, apozèmes), les saccharolitiques (émulsions), les mucolitiques (mucilages). La deuxième série est formée par deux ordres : les opolitiques (sucs magistraux), et les pulpolitiques (pulpes). On pourrait ici contester à l'émulsion le droit de prendre place parmi les saccharolitiques, et demander comment le mucilage, sorte de gomme gonflée par l'eau, peut être l'excipient dans le mucilage lui-même.

Enfin, je dois faire observer que M. Chéreau a omis dans sa classification plusieurs sous-genres de médicaments généralement adoptés, tels sont les potions, les trochisques, les cataplasmes, le petit-lait, etc.

Cette classification n'a point été adoptée, ce que l'on ne doit point attribuer aux légères imperfections que je viens de signaler, et que l'auteur aurait pu faire disparaître facilement, mais aux changements apportés en même temps dans la nomenclature. Les dénominations nouvelles employées par M. Chéreau pour désigner les médicaments sont à la vérité fort rationnelles, et plusieurs font aujourd'hui partie du langage pharmaceutique, mais leur adoption totale aurait pu introduire quelque confusion dans les ouvrages destinés à l'enseignement, et surtout dans la pratique.

En terminant cet examen, je rappellerai néanmoins que ce travail a fait faire de notables progrès à l'art pharmaceutique, et qu'il a valu à son auteur des éloges mérités.

Dans leur *Pharmacopée raisonnée*, publiée en 1828, MM. Henry et Guibourt ont employé une classification dont les principes ont été, à la vérité, puisés dans l'ouvrage de Carbonell, mais qui, en raison des développements que ces auteurs y ont introduits, peut être regardée comme leur étant propre.

A l'exemple du pharmacien espagnol, MM. Henry et Guibourt divisent les médicaments en quatre classes, suivant qu'ils sont préparés par *division*, par *extraction*, par *mixtion* ou par *combinaison chimique*.

Les trois premières classes comprennent les médicaments qu'autrefois on nommait *galéniques*. La quatrième renferme ceux qui sont du domaine de la chimie. J'exposerai plus loin les raisons qui m'ont déterminé à exclure les composés chimiques du nombre des médicaments proprement dits.

La première classe renferme les médicaments préparés par division : ce sont les poudres simples et les pulpes.

Dans la deuxième classe sont compris les médicaments préparés par extraction. On y voit figurer :

1° Les fécules,
2° Les sucs aqueux,
3° Les sucs huileux,
4° Les extraits,

5° Les résines,
6° Les huiles volatiles,
7° Les menstrues et les sels
purifiés.

Pour les cinq premiers genres, il n'y a point d'objections à soulever, les médicaments qui en font partie sont toujours préparés par extraction. Il n'en est pas de même des deux derniers.

Tout le monde sait, en effet, qu'à l'exception de quelques essences retirées par extraction (celles, par exemple, qui sont fournies par la famille des Aurantiacées), les huiles volatiles sont généralement des produits de la distillation.

Les menstrues employés à la préparation de médicaments sont l'eau, le vin, l'alcool, le vinaigre, l'éther, les huiles. Ces dernières sont déjà comprises dans le troisième genre de cette section et font double emploi dans le septième. Quant aux autres, à l'exception peut-être de l'éther, ce sont des produits que la nature ou le commerce nous fournissent abondamment, qui ne sont point préparés dans le laboratoire du pharmacien, et qu'il lui suffit toujours de savoir choisir purs. Ce ne sont point des médicaments dans l'acception rigoureuse de ce mot.

J'exposerai bientôt les raisons qui m'ont engagé à ne point considérer les hydrolés, les alcoolés, etc., et à plus forte raison les hydrolats et les alcoolats, comme de simples mélanges, et à exclure ces produits de la classe des médicaments préparés par mixtion.

Les produits chimiques proprement dits, qui, dans la méthode de MM. Henry et Guibourt, composent à eux seuls la quatrième classe, ne doivent pas, selon moi, être considérés comme des médicaments. Ce sont, à la vérité, des corps employés à la guérison des maladies, et la plupart sont préparés dans l'officine du pharmacien; mais, de même que les drogues simples, ils ne sont point administrés tels qu'ils se présentent à l'état de pureté, beaucoup à cause de leur trop grande activité, et presque tous à cause des difficultés que présenterait leur administration à cet état. C'est ainsi que les uns sont soumis à la pulvérisation; d'autres sont dissous dans un liquide approprié, ou mélangés à des substances inertes, à des correctifs, etc. En un mot, ce sont des drogues, et c'est pour cette raison que je les ai exclus de la méthode dont j'exposerai bientôt les bases.

En 1830, M. Béral, pharmacien de Paris, a publié un ouvrage étendu, dans le but de faire connaître la nomenclature et la classification pharmaceutiques dont il est l'auteur.

M. Béral a pris pour base de sa méthode les excipients généraux employés à la préparation des médicaments. Ces excipients sont au nombre de quatorze, de là quatorze classes fondamentales. Les médicaments qui n'ont point d'excipient ou qui ont un excipient variable, sont rejetés dans un appendice, qui comprend dès lors des produits très-hétérogènes. Comme on le voit, cette classification pèche par la base. Je ferai remarquer, en outre, que l'auteur aurait dû comprendre le lait parmi les excipients généraux, au lieu de le confondre avec l'eau. Sa nature particulière, sa composition, son origine, sont assez caractéristiques pour légitimer cette distinction.

Les quatorze classes de M. Béral renferment soixante-sept genres et seize sous-genres. Leurs caractères sont tirés de considérations très-diverses. Ainsi, le mode de préparation, la nature des substances premières, celle des produits, la destination de ceux-ci, leur forme, souvent même leur aspect, sont tour à tour, et quelquefois dans une seule et même classe, employés comme caractères génériques. Il en résulte des doubles emplois très-fréquents. Je me bornerai à en signaler quelques-uns.

M. Béral désigne sous les noms d'*hydrolotifs*, *alcoolotifs*, *éthérolotifs*, *acétolotifs* et *œnolotifs*, les médicaments aqueux, alcooliques, éthérés, etc., lorsqu'ils sont destinés à l'usage externe. J'avoue que cette distinction pourrait être admise pour quelques produits que leur nature et leur composition particulières empêchent de pouvoir être employés à l'intérieur. Tels sont particulièrement le baume opodeldooch, le baume du commandeur, l'alcoolé de camphre, le vin aromatique, etc. Mais quelques exceptions, qui même sont loin d'être absolues, ne peuvent pas légitimer la formation de genres fondée sur une considération de cette nature. Il résulterait de cette manière de voir que les hydrolés, les alcoolés, les éthérolés, etc., feraient partie de genres différents, suivant qu'ils seraient administrés à l'intérieur ou employés à l'extérieur, ce qui est contraire à toutes les règles de la classification.

Tous les pharmaciens possèdent l'excellent *Traité de pharmacie* de M. Soubeiran. L'arrangement adopté par cet auteur est très-convenable pour un ouvrage descriptif. Je lui ai emprunté l'idée de mes deux premières classes fondamentales, mais la comparaison des deux méthodes signalera sur-le-champ les différences qui les séparent.

DEUXIÈME PARTIE.— Nouvelle classification pharmaceutique.

Après avoir passé en revue les divers arrangements imaginés pour faciliter l'étude de la pharmacie, il me reste à exposer les principes de la classification que je propose.

Je dis d'abord, qu'avec M. Cap, je ne comprends, sous le nom de médicaments, que des substances naturelles modifiées par l'art, des mélanges destinés à être administrés intérieurement ou appliqués à l'extérieur, dans le but de combattre une maladie.

D'après cette définition, les substances médicinales simples, telles que les racines, les bois, les fleurs, les fruits, etc.; les produits naturels tirés des végétaux ou des animaux, comme les gommes, les résines, les sucs épaissis; les produits fournis par le commerce ou les arts, ainsi le vin, le vinaigre et les composés chimiques bien définis, ne doivent pas entrer dans le plan d'une classification des médicaments : les uns, parce qu'ils ne peuvent pas être employés au traitement des maladies sans être préalablement soumis à une préparation quelconque; les autres, parce qu'ils ne sont point préparés dans les officines.

D'après d'autres principes, quelques genres admis par plusieurs auteurs ont été exclus pour éviter des doubles emplois, quelques autres seront conservés comme sous-genres. Ainsi : 1° les *tisanes,* les *apozèmes,* les *potions,* qui doivent être placés, comme sous-genres, parmi les hydrolés internes; 2° les *émulsions,* les *loochs,* les *juleps* et les *mixtures,* dont la place est naturellement marquée

parmi les potions, puisque ces médicaments sont
destinés à l'usage interne et administrés par cuil-
lerées ; 3° les médicaments désignés autrefois
sous le nom de *médecines*, aujourd'hui sous celui
de *potions purgatives*, que je comprends dans le
sous-genre des apozèmes, en raison de ce que leur
volume dépasse ordinairement celui des potions,
et qu'ils sont administrés, de même que les apozèmes, en une ou deux fois; 4° les *injections intes-
tinales* ou lavements, auxquels leur composition et
leur destination toute spéciale assignent une place
toute distincte, comme sous-genre, parmi les hydrolés; 5° les *lotions, fomentations, bains, douches,
liniments, collyres, embrocations, dépilatoires, escharotiques*, etc., qui appartiennent à des genres
différents, suivant leur nature, leur composition,
et le mode de leur préparation ; 6° les *bougies* et
les *sondes*, qui, malgré leur composition, ne sont
que des instruments de chirurgie; 7° les *trochisques*, formés avec des substances pulvérulentes,
réduites en pâte au moyen d'un liquide approprié
et à laquelle on donne la forme de petits cônes,
afin d'en faciliter la dessiccation, mais que l'on
réduit en poudre au moment d'en faire usage [1];

---

[1] Je n'entends nullement parler ici des médicaments connus sous les noms de *trochisques de minium, trochisques*

8° enfin les *sparadraps*, les *écussons*, les *papiers* et *toiles médicamenteuses*, les *pois à cautères*, etc., qui ne sont point des médicaments dans l'acception rigoureuse de ce mot.

L'inspection du tableau, qui présente le plan général de ma méthode, fera voir que la marche que j'ai suivie diffère sous beaucoup de rapports de celle de mes prédécesseurs.

A l'exemple de M. Chéreau, je divise les médicaments en classes, ordres, tribus et genres; quelques-uns de ces derniers ont été partagés en plusieurs sous-genres.

Partant de ce principe général que, pour devenir médicament, toute substance naturelle a besoin de recevoir une préparation, et que cette préparation s'effectue au moyen d'une ou de plusieurs *opérations*, il est évident que tout médicament est le produit d'une opération. La division des médicaments d'après les opérations qui ont servi à les préparer, est donc la plus générale, et doit être préférée comme base de classification. Carbonell d'abord, et après lui MM. Henry et Guibourt, ont procédé ainsi. Mais il m'a paru indispensable d'augmenter le nombre des opérations fondamen-

escharotiques, qui ont la forme de grains et non celle de trochisques.

tales de la pharmacie, que ces auteurs ont réduites à quatre.

Dans ma méthode, ces opérations fondamentales sont au nombre de dix, savoir : 1° la division ; 2° la mixtion ; 3° l'extraction ; 4° l'évaporation ; 5° la distillation ; 6° la solution ; 7° la torréfaction ; 8° la carbonisation ; 9° l'incinération et 10° la distillation sèche. De là dix ordres, réunis en trois classes, dont les caractères sont tirés de la nature même des opérations et de l'action qu'elles exercent sur les corps. Ainsi :

PREMIÈRE CLASSE. *Opérations purement mécaniques*	Division. Mixtion. Extraction.
DEUXIÈME CLASSE. *Opérations qui exigent l'emploi d'un dissolvant*	Évaporation. Distillation. Solution.
TROISIÈME CLASSE. *Opérations qui altèrent les substances soumises à leur action.*	Torréfaction. Carbonisation. Incinération. Distillation sèche.

Les tribus sont caractérisées par la durée des médicaments, suivant que ceux-ci sont magistraux ou officinaux. J'ai indiqué déjà les inconvénients qui résultent de l'emploi de ce caractère comme base de la méthode ; mais j'ai pensé qu'il pouvait être utile de le faire servir comme caractère de troisième ordre.

Quant à l'excipient, sa nature est tellement variable, sa présence dans un grand nombre de mé-

dicaments est tellement controversable, que j'en
ai presque complétement rejeté l'usage. Je ne l'ai
employé qu'afin de pouvoir séparer en deux grou-
pes les produits officinaux de la mixtion.

Comme on le voit, ma première classe renferme
les trois opérations fondamentales de la méthode
de Carbonell et de celle de MM. Henry et Guibourt. Il y a plus : suivant ces auteurs, tous les
produits pharmaceutiques proprement dits sont
préparés au moyen de ces seules opérations, puisque leur quatrième et dernière classe ne comprend
que les médicaments chimiques. Je ne partage pas
cette manière de voir. Je ne puis pas admettre que
les solutés faits au moyen de l'eau, du vin, du
vinaigre, de l'alcool, etc., soient des produits de
la mixtion ; que les médicaments obtenus par la
distillation soient aussi de simples mélanges. Je
suis convaincu que, à moins de faire naître dans
l'esprit des idées erronées touchant l'origine de ces
médicaments, il est impossible de les comprendre
dans la classe qui renferme les poudres composées, les espèces, les pilules et les trochisques.

C'est dans le but de séparer des produits si différents d'origine, de consistance, etc., que j'ai
institué une deuxième classe, dans laquelle viennent se grouper les composés qui exigent, dans
leur préparation, l'emploi d'un véhicule ou d'un

agent de dissolution. Cette classe, ainsi caractéri-
sée, comprend les produits de l'évaporation, de la
distillation et de la solution.

Les médicaments qui ont les corps gras pour
excipient sont compris parmi les produits de la
mixtion. Je ne me dissimule pas les objections
qu'on peut élever à ce sujet. Quelques-uns de ces
médicaments sont de simples mélanges ; d'autres sont préparés par solution, et il en est un
certain nombre que l'on peut considérer comme
de véritables combinés, à cause de la réaction qui
s'exerce entre les principes de leurs composants.
Malgré ces anomalies, il m'a semblé rationnel
de les considérer comme des produits de la mixtion. Ces médicaments, par la nature de leur excipient, sont tellement caractérisés, qu'ils devraient
former une classe à part ; mais leur préparation
se faisant au moyen d'opérations communes à
beaucoup d'autres produits, tend à les placer dans
des classes diverses, et cependant leur nature particulière ne permet pas cette séparation.

J'ai institué un genre particulier pour les pommades oxygénée et citrine, dont la composition
est bien différente de celle des pommades ou des
emplâtres. J'ai donné à ce genre nouveau le nom
d'*élaïdaté*, par analogie avec celui de stéaraté, qui
désigne les emplâtres proprement dits, à cause de

Ainsi que je l'ai déjà fait remarquer, la deuxième classe renferme les produits d'opérations qui exigent ou supposent l'emploi d'un véhicule ou d'un agent de dissolution. Ces opérations sont : l'évaporation, la distillation et la solution, qui donnent, la première, les gelées, les pâtes et les extraits; la deuxième, les hydrolats, les alcoolats et les oxéolats; et enfin, la troisième, tous les solutés obtenus au moyen de l'eau, de la bière, du vin, du vinaigre, de l'alcool, des huiles volatiles, des huiles grasses, et les solutés, dans lesquels le sucre ou le miel prédominent, et que l'on connaît sous le nom de *saccharolés*.

Il m'a paru indispensable d'établir une classe distincte qui comprît quelques médicaments que leur nature exceptionnelle ne permettait pas de faire entrer dans les classes précédentes, et que les classifications modernes ne mentionnent pas. Tels sont : les glands, le cacao, le café torréfiés; les divers charbons obtenus par la carbonisation de substances organiques; les cendres de quelques végétaux, et enfin des produits pyrogénés, comme la créosote, l'huile animale de Dippel, l'esprit volatil de corne de cerf, etc. Les réactions qui accompagnent la formation de ces produits et les changements que subissent dans leur nature les substances qui servent à les préparer, autorisent suffisamment l'établissement de cette troisième classe, qui contient les produits de la torréfaction, de la carbonisation, de l'incinération et de la distillation sèche.

Tel est l'exposé de la méthode pharmaceutique que je soumets au jugement de mes confrères. Je ne me dissimule nullement les imperfections qu'on y pourra signaler. Je pense que ces imperfections tiennent à la nature même des produits, à leur variété, aux innovations que les praticiens introduisent incessamment dans les formes des nouveaux médicaments. Je suis persuadé que tous les efforts échoueront dans l'établissement d'une classification pharmaceutique aussi rigoureuse que celles qui ont été introduites dans les autres branches des sciences naturelles. Je pense cependant que la classification que je propose est plus méthodique et plus complète que celles de mes devanciers; je la regarde surtout comme préférable pour l'enseignement de la pharmacie, et l'expérience que j'en ai faite pendant dix années, à l'hôpital militaire d'instruction de Strasbourg, ne me laisse aucun doute à cet égard.

NOMENCLATURE ET CLASSIFICATION PHARMACEUTIQUES
par M. CHÉREAU (1825).

MÉDICAMENTS

CLASSES.	SÉRIES.	EXCIPIENTS ET NOMS PRIMORDIAUX.	ORDRES.	GENRES.		NOMS GÉNÉRIQUES.
CHRONIZOIQUES (Officinaux)	AVEC EXCIPIENT.	EAU, *Hydrol.*	Hydroliques...	Hydrolés........	....	Eaux (officinales, par solution).
				Hydrolats........	....	Eaux (officinales, par distillation).
		SUCRE, *Saccharol.*	Saccharolitiques.	Saccharolés......	Liquides....	Sirops.
					Mous.......	Conserves, gelées, pâtes.
					Solides.....	Pastilles, tablettes.
				Saccharidés.....	Mous......	Électuaires.
					Solides....	Pilules.
				Oléo-saccharolés.	....	*Oléo-sacchara.*
		VIN, *OEnol.*	OEnoliques.....	OEnolés.........	....	Vins médicinaux.
		ESPRIT, *Alcool.*	Alcooliques.....	Alcoolés.........	....	Teintures.
				Alcoholats.......	....	Esprits distillés.
				Alcoolats........	Saccharidés.	Ratafias.
		ÉTHER, *Éthérol.*	Éthéroliques....	Éthérolés.......	....	Teintures éthérés.
				Éthérolats.......	....	Éthers chargés de principes aromatiques
		BIÈRE, *Brutol.*	Brutoliques.....	Brutolés.........	....	Bières médicinales.
		VINAIGRE, *Oxéol.*	Oxéoliques......	Oxéolés.........	....	Vinaigres médicinaux.
		HUILE, *Oléol.*	Oléoliques......	Oléols..........	Liquides....	Huiles fixes liquides.
					Solides.....	Beurres médicinaux.
				Oléolés.........	....	Huiles médicinales.
				Oléolats.........	Liquides....	Huiles volatiles liquides.
					Solides.....	Huiles volatiles concrètes.
					Pyrogénés..	Huiles volatiles empyreumatiques.
				Oléo-cérolés.....	....	Cérats.
				Oléo-cérolés.....	Résineux...	Onguents
		GRAISSE, *Stéarol.*	Stéaroliques....	Stéarolés........	Mous.......	Pommades.
					Solides.....	Emplâtres (par mélange).
				Stéarates (Oléo-margarates)...	....	Emplâtres (par combinaison).
	SANS EXCIPIENT.	SUC, *Opol.*	Opoliques.......	Opolés..........	....	Sucs (officinaux).
				Opostolés.......	Mous......	Extraits mous.
					Secs........	Extraits secs.
		FÉCULE, *Amidol.*	Amidoliques....	Amidolés........	....	Fécules.
		POUDRE, *Pulvérol.*	Pulvéroliques...	Pulvérolés.......	....	Poudres.
		ESPÈCES, *Spéciol.*	Spécioliques.....	Spéciolés........	....	Espèces.
ACHRONIZOIQUES (Magistraux)	AVEC EXCIPIENT.	EAU, *Hydrol.*	Hydrolitiques...	Hydrolites.......	....	Eaux (magistrales, par solution).
		SUCRE, *Saccharol.*	Saccharolitiques.	Saccharolites....	....	Préparations (magistrales) avec le sucre
		MUCILAGE, *Mucol.*	Mucolitiques....	Mucolites........	....	Mucilage.
	SANS EXCIPIENT.	SUC, *Opol.*	Opolites.........	Opolites.........	....	Sucs (magistraux).
		PULPE, *Pulpol.*	Pulpolites......	Pulpolitiques....	....	Pulpes.

(officinales avec le sucre.) — accolade reliant : Sirops ; Conserves, gelées, pâtes ; Pastilles, tablettes.

NOMENCLATURE ET CLASSIFICATION DES MÉDICAMENTS
DE MM. HENRY ET GUIBOURT (1828).

LES MÉDICAMENTS peuvent être préparés par :

1º DIVISION......................
- Poudres simples.
- Pulpes.
- Fécules.

2º EXTRACTION......................
- Sucs aqueux.
- Sucs huileux et graisseux.
- Extraits.
- Résines.
- Huiles volatiles.
- Menstrues et sels purifiés.
- Espèces.

3º MIXTION.
- sans excipient...................... Poudres composées.
- avec excipient variable ou nul.......... { Pilules. / Trochisques. }
- avec excipient déterminé..
  - le sucre ou le miel...... { Saccharolés solides. / Saccharolés mous. / Saccharolés liquides. }
  - l'eau .. { par distillation → Hydrolats. / par solution .. → Hydrolés. }
  - le vin . ... OEnolés.
  - la bière................ Brutolés.
  - le vinaigre............... Oxéolés.
  - l'alcool { par distillation → Alcoolats. / par solution .. → Alcoolés. }
  - l'éther.................... Éthérolés.
  - l'huile volatile . ... Myrolés.
  - l'huile fixe............. Élœolés.
  - la graisse.............. Liparolés.
  - la résine............... Rétinolés.
  - l'oléo-stéarate de plomb → Stéaratés.

4º COMBINAISON OU ACTION CHIMIQUE.
- Corps simples élémentaires............. Métalloïdes et métaux.
- Corps binaires...................... { Oxiques. / Chloriques. / Iodiques. / Sulfuriques. / Azotiques. }
- Corps ternaires.................. { Azocarbiques ou cyoniques. / Oxides doubles. / Acides végétaux. / Éthers. }
- Corps quaternaires ou quinaires....... { Sels acides végétaux. / Alcalis végétaux. / Produits pyrogénés organiques. }

NOMENCLATURE ET CLASSIFICATION DE M. BÉRAL (1830).
TABLEAU REVU PAR L'AUTEUR EN 1837.

EXCIPIENTS GÉNÉRAUX PRIS POUR BASE de la Classification.		CLASSES.	GENRES.	NOMS GÉNÉRIQUES.
Eau,	Hydrol.	1. HYDROLIQUES..	1. Hydrolés *	Hydrolé.
			Hydrols........	Hydrol.
			2. Hydrolats......	Hydrolat.
			3. Hydrolatures **.	Hydrolature.
			Bouillons	Bouillon.
			4. Emulsions	Emulsion.
			5. Limonades.....	Limonade.
			6. Tisanes	Tisane.
			7. Potions........	Potion.
			8. Mixtures	Mixture.
			9. Loochs	Looch.
			Laitages	Lait.
			Hydrolotifs.....	Hydrolotif.
Esprit,	Alcool.	2. ALCOOLIQUES..	10. Alcoolés	Alcoolé.
			11. Alcoolats.......	Alcoolat.
			12. Alcoolatures ...	Alcoolature.
			13. Elixirs........	Elixir.
			14. Ratafias........	Ratafia.
			Alcoolotifs......	Alcoolotif.
Éther,	Éthérol.	3. ÉTHÉROLIQUES.	15. Ethérolés	Ethérolé.
			16. Ethérolats	Ethérolat.
			17. Ethérolatures ..	Ethérolature.
			Ethérolotifs	Ethérolotif.
Vinaigre,	Acétol.	4. ACÉTOLIQUES ..	18. Acétolés	Acétolé.
			19. Acétolats	Acétolat.
			20. Acétolatures ...	Acétolature.
			Acétolotifs	Acétolotif.
Vin,	OEnol.	5. OENOLIQUES ...	21. OEnolés........	OEnolé
			22. OEnolésures....	OEnolature.
			OEnolatifs	OEnolotif.
Bière,	Brytol.	6. BRYTOLIQUES..	23. Brytolés	Brytolé.
			24. Brytolatures....	Brytolature.
Huile,	Élœol.	7. ÉLŒROLIQUES ..	25. Élœolés........	Eléolé.
Oléule,	Oléul.	8. OLÉULIQUES ...	26. Oléulés. Campholéules..	Oléulé. Campholéule.
			Phospholéules ..	Phospholéule.
			Sulpholéules ...	Sulpholéule.
Graisse,	Liparol.	9. LIPAROLIQUES .	27. Liparolés *** ...	Liparolé.
			28. Liparoïdés ****.	Liparoïdé.

* La terminaison en **é** s'applique aux solutions qui ne donnent pas d'extrait par évaporation.
** La terminaison **ature** caractérise les solutions qui, par l'évaporation, donnent un extrait.
*** Les **saccharures** sont des mélanges de sucre et d'une teinture alcoolique que l'on fait sécher à l'étuve.
**** Les **liparolés** sont des pommades à excipient simple, et les **liparoïdés** des pommades à excipient composé.

EXCIPIENTS GÉNÉRAUX PRIS POUR BASE de la Classification.	CLASSES.	GENRES.	NOMS GÉNÉRIQUES.
Résine, *Rétinol.*	10. RÉTINOLIQUES.	29. Rétinolés	Térében-thine.
		30. Rétinoïdés	Rétinoïdé.
Stéarate, *Stéaratol.*	11. STÉARATOLIQUES	31. Stéaratés	Stéaraté.
		32. Saponés	Saponé.
		33. Saponures	Saponure.
		34. Saponulés	Saponulé.
Sucre, *Saccharol.*	12. SACCHAROLIQUES	35. Candis	Candis.
		36. Glacés	Glacés.
		37. Condits	Condit.
		38. Saccharolés	Saccharolé.
		39. Saccharures	Saccharure.
		40. Grains	Grains.
		41. Tablettes	Tablettes.
		42. Pastilles	Pastilles.
		43. Pâtes	Pâte.
		44. Gelées	Gelée.
		Crèmes	Crème.
		45 Conserves	Conserve.
		46. Électuaires	Électuaire.
		47. Sirops	Sirop.
Miel, *Melléol.*	13. MELLÉOLIQUES	48 Melléolés	Melléolé.
		49. Hydromellés	Hydromellés.
		50. Alcoomellés	Alcoomellé.
		51. Acétomellés	Acétomellé.
		52. OEnomellés	OEnomellé.
Fécule, *Amidol.*	14. AMIDOLIQUES	53. Pâtes	Pâte
		54. Colles	Collé.
		Bouillies	Bouillie.
APPENDICE. MÉDICAMENTS SANS EXCIPIENT ou AVEC EXCIPIENT VARIABLE.		55. Espèces	Espèces.
		56. Poudres	Poudre.
		Torréfacts.	Rhubarbe.
		57. Pulpes	Pulpe.
		58. Extraits	Extrait
		59. Pilules	Pilules.
		60. Masticatoires	Masticatoire
		61. Cataplasmes	Cataplasme.
		62. Suppositoires	Suppositoire
		63. Fumigations	Mélange fumigatoire.
		64. Escharotiques	Escharotique.
		65. Bougies	Bougie.
		66. Sparadraps	Sparadrap.
		67. Sachets	Sachet.

NOUVELLE CLASSIFICATION PHARMACEUTIQUE.

PREMIÈRE CLASSE.

Médicaments obtenus au moyen d'opérations purement mécaniques.

TRIBUS.	ORDRES.	GENRES.	EXEMPLES.
Produits de la division.	Officinaux	Poudres simples	Poudre de guimauve.
	Magistraux	Pulpes	Pulpes de pruneaux.
		Fécules	Fécule de bryone.
	Officinaux — Excipient variable ou nul	Espèces	Espèces pectorales.
		Poudres composées.	Poudre de Dower.
		Bols et pilules	Pilules de cynoglosse.
		Électuaires	Conserve de roses.
		Grains	Grains escharotiques.
		Tablettes	Tablettes de guimauve.
		Globules	Globules de cachou.
Produits de la mixtion.	Officinaux — Excipient gras	Cérolés	Cérat simple.
		Liparolés	Pommade au peuplier.
		Rétinolés	Onguent de styrax.
		Stéaratés	Emplâtre simple.
		Élaïdatés	Pommade citrine.
	Magistraux	Cataplasmes	Cataplasme de lin.
		Sinapismes	Sinapisme ordinaire.
Produits de l'extraction	Magistraux	Sucs aqueux	Suc de cresson.
	Officinaux	Sucs huileux	Huile de ricin.

DEUXIÈME CLASSE.

Médicaments obtenus au moyen d'opérations qui exigent l'emploi d'un véhicule ou d'un dissolvant.

TRIBUS.	ORDRES.	GENRES.	EXEMPLES.
Produits de l'évaporation.	Magistraux	Gelées	Gelée de lichen.
	Officinaux	Pâtes	Pâte de réglisse.
		Extraits	Extrait d'opium.
Produits de la distillation.	Officinaux	Hydrolats	Eau de roses.
		Alcoolats	Alcoolat de citron.
		Oxéolats	Vinaigre distillé.
Produits de la solution.	Magistraux	Mucilages	Mucilage de coings.
		Hydrolés	Hydrolé de quinquina.
		Brutolés	Bière antiscorbutique.
		Lactolés	Lait au lichen.
	Officinaux	OEnolés	Vin de kina.
		Alcoolés	Alcoolé de cachou.
		Oxéolés	Vinaigre de scille.
		Éthérolés	Éthérolé de digitale.
		Myrolés	Baume de soufre.
		Éléolés	Baume tranquille.
		Sacharolés liquides.	Sirop de guimauve.

TROISIÈME CLASSE.

Médicaments obtenus au moyen d'opérations qui altèrent leurs composants.

TRIBUS.	ORDRES.	GENRES.	EXEMPLES.
Produits de la torréfaction, de la carbonisation, de l'incinération, de la distillation sèche.	Officinaux	Torréfacts	Cacao torréfié.
		Carbonisés	Charbon d'éponge.
		Incinérés	Cendres d'absinthe.
		Pyrogénés	Huile de Dippel.

IX.

Observations pratiques sur l'analyse et l'expertise de quelques substances alimentaires.

§ I. VINS.

(*Répertoire de Pharmacie*, t. XV, p. 289.)

Dans aucun pays peut-être on n'a, comme en Algérie, autant de combats à soutenir contre la fraude et les falsificateurs. Cela tient à plusieurs causes. Au premier rang il faut signaler la composition et la mobilité de la population européenne qui, encore aujourd'hui et à peu d'exceptions près, se considère comme exilée. Les uns ont besoin de *refaire* promptement leurs affaires, les autres ont hâte d'amasser un petit pécule qui leur permette, ou de vivre commodément sur le sol algérien en exploitant des propriétés défrichées qu'ils acquièrent à bas prix, ou de retourner dans leurs foyers pour fuir un climat dont ils redoutent les influences pernicieuses. De là une concurrence ruineuse parmi certaines classes de marchands, concurrence qui, pour être soutenue avec quelque chance de succès, rend ceux-ci moins exigeants sur la qualite des marchandises qu'ils tirent de l'Europe et plus audacieux dans l'emploi des moyens propres à les dénaturer.

A ces causes, déjà si puissantes, viennent se joindre celles qui sont nées d'une installation rapide dans une contrée où les ressources dont jouit l'Europe étaient inconnues, et au sein d'une population abrutie par le despotisme, l'ignorance et les préjugés religieux.

Je me hâte d'ajouter que beaucoup de négociants européens ne sont point étrangers aux causes de la situation déplorable que je signale, et qu'une tactique, malheureusement trop suivie, a rendu l'Algérie le complaisant débouché des marchandises dont l'écoulement serait, en France, sinon tout à fait impossible, au moins fort difficile.

Aussi, nulle part l'autorité n'a besoin de déployer autant de vigilance pour sauvegarder les intérêts des consommateurs, assurer la santé publique et réprimer les tentatives faites dans le but de réaliser des bénéfices illicites.

De là une foule de poursuites contre les fabricants ou les détenteurs de substances falsifiées.

Les matières sur lesquelles la fraude s'exerce le plus ordinairement sont : le vin, le vinaigre, les huiles, le lait, les graisses, le café, les liqueurs spiritueuses, etc.

Par une préférence que leur position plus indépendante vis-à-vis de la population explique, seule, les officiers de santé militaires sont presque toujours chargés par les autorités de procéder aux expertises destinées à éclairer la religion des juges dans les cas dont il s'agit ici.[1]

C'est à cette circonstance exceptionnelle que je dois attribuer d'avoir été appelé à faire, pendant un séjour de près de sept années en Algérie, plus de deux cents analyses de substances alimentaires et un grand nombre d'expertises médico-légales relatives à des cas d'assassinat, de viol, de fabrication de fausse-monnaie, etc.

In fabricatione fabricator. Ce proverbe est plein de vérité. L'étude des procédés mentionnés dans les ouvrages, la comparaison, toujours si concluante, des propriétés physiques et chimiques des matières suspectées et des substances pures, m'a permis de constater un certain nombre de faits intéressants, de rectifier quelques erreurs et de sim-

---

[1] Aussi je ne saurais assez recommander aux jeunes gens qui se destinent à la carrière de la médecine ou de la pharmacie militaire de s'exercer avec ardeur aux manipulations analytiques. Pendant le séjour qu'ils sont appelés à faire en Algérie, ils ne seront que trop souvent à même de mettre en pratique les connaissances qu'ils auraient acquises sur ces matières.

plifier, en les abrégeant, les méthodes suivies jusqu'à ce jour.

C'est dans le seul but d'être utile à ceux qui entrèront dans la carrière que j'ai suivie, que je me suis décidé à rédiger ces observations ; elles pourront être mises à profit partout où il y a des falsificateurs , et le nombre n'en est malheureusement que trop considérable.

Mon travail actuel ne concerne que les vins ; je publierai dans la suite des remarques sur l'analyse de quelques autres substances alimentaires.

VINS ROUGES.

Le vin est assurément la substance alimentaire le plus fréquemment falsifiée. On pourrait même, sans crainte d'être taxé d'exagération, affirmer que tous les vins ordinaires vendus en détail sont, en Algérie du moins, je ne dirai pas frelatés dans l'acception rigoureuse de ce mot, mais falsifiés. Ceux sur lesquels j'ai été le plus souvent appelé à expertiser sont les vins rouges du midi de l'Europe, et particulièrement ceux qui proviennent des départements du Var, des Bouches-du-Rhône, de l'Hérault, etc. Ces vins ont une couleur franche, une saveur agréable ; ils renferment en moyenne 11 à 13 parties d'alcool absolu sur 100 ; ceux qui sont livrés à l'administration de la guerre pour l'usage des troupes doivent en contenir 12 parties.

Tout le monde sait que les négociants en gros pratiquent le *coupage*. Cette opération n'est point blâmable, tant qu'elle se borne à mélanger des vins de différentes provenances dans le but de corriger les unes par les autres les diverses qualités qu'ils peuvent présenter.

Vins mélangés d'eau. — Les neuf dixièmes des vins saisis dans les débits, cabarets, cantines, etc., ont été additionnés d'eau. C'est presque la seule falsification que les petits détaillants fassent subir à ce liquide. Les mélanges de gros vins rouges et d'eau alçoolisée, l'emploi des matières colorantes étrangères, la fabrication de toutes pièces de boissons qui n'ont du vin que le nom, appartiennent aux marchands en gros, et l'on cite telle ville de France où cette fabrication se fait sur une très-grande échelle.

Lorsqu'un expert est appelé à faire l'analyse d'un vin, la première et principale recherche doit avoir pour but de s'assurer que ce liquide est naturel et n'a point été additionné d'eau. Je crois devoir mentionner de nouveau que les observations consignées ici se rapportent principalement aux vins du midi de l'Europe.

A l'exception des vins qui ont vieilli et que l'âge

a dépouillé d'une partie de leur matière colorante, cette boisson présente, lorsqu'elle est pure de tout mélange et bien reposée, une coloration rouge plus ou moins intense, suivant sa provenance, mais franche, aussi foncée près des parois du verre qu'au centre de la masse. Les vins mélangés d'eau ont toujours, au contraire, un aspect louche, une teinte affaiblie, tirant sur la couleur de la lie, et cela avec d'autant plus d'intensité, que la proportion d'eau est plus forte.

A ce premier examen, qui a une très-grande valeur, vient se joindre l'épreuve par la dégustation. Les vins purs ont une odeur particulière, agréable, un arome que la science ne peut ni saisir ni définir, mais que l'expérience fait aisément reconnaître. Leur saveur est franchement alcoolique; l'impression qu'ils font éprouver à l'organe du goût, loin d'être multiple, est *une, fondue, liée*, pour ainsi parler; elle persiste tout entière pendant quelque temps après la dégustation; en un mot, ils sont *droits en goût.* Les vins mélangés d'eau n'ont qu'une odeur très-faible; leur saveur est plate, très-peu alcoolique; ils ne laissent dans la bouche qu'une sensation faible qui ne participe en rien de l'arome agréable des vins purs. Si l'on mêle ces vins avec le tiers ou la moitié de leur volume d'eau, presque toute saveur disparaît; ils ressemblent à de l'eau de lavage. Je les désigne sous le nom de vins *mouillés* ou *lavés*.

Cette épreuve par l'odeur et la saveur est plus décisive encore lorsqu'on a affaire à un liquide résultant du mélange de vins rouges très-foncés en couleur, tels que ceux de Narbonne, Bandols, Lamalgue, etc., et d'eau alcoolisée. Dans ce cas, l'odeur est purement alcoolique et ne présente que de faibles traces de l'arome caractéristique du vin pur. Comme l'alcool ajouté n'est qu'à l'état de mélange, sa saveur particulière s'ajoute à celle qui est propre au vin, et un palais tant soit peu exercé perçoit deux sensations distinctes. La saveur alcoolique persiste seule après la dégustation.

Est-il nécessaire de faire remarquer que tous les résultats de l'examen doivent être consignés sur-le-champ, avec tous les détails nécessaires, dans un registre pour servir à la rédaction d'un rapport, s'il y a lieu.

Après avoir procédé à l'examen physique et à la dégustation, il convient de rechercher la richesse du vin en alcool absolu. L'appareil de Gay-Lussac, modifié par M. Dunal, est le plus convenable. Les tables qui l'accompagnent en rendent l'usage très-commode, en ce qu'elles permettent de connaître immédiatement la proportion d'alcool sans aucun calcul. A défaut d'appareil distillatoire spécial, on

pourrait distiller trois décilitres du vin à essayer
dans une petite cornue de verre dont le col, muni
d'une allonge courbe, conduirait les vapeurs dans
une éprouvette entourée d'eau froide et marquée
d'un trait au point d'affleurement d'un décilitre en
volume. On arrêterait l'opération au moment où
le liquide distillé atteindrait ce point, et l'on en
déterminerait le titre au moyen de l'alcoomètre
centésimal à $15° + 0$. Le chiffre indiqué par cet instrument étant divisé par trois, le quotient donne-
rait la proportion d'alcool contenu dans un décilitre
et par suite dans un litre, un hectolitre, etc., du
vin essayé.

Il est important de faire remarquer que la distillation doit être conduite promptement, afin d'é-
viter la volatilisation d'une quantité d'eau qui
fausserait les résultats. On répétera autant que
possible l'opération deux ou trois fois : la moyenne
obtenue se rapproche alors très-sensiblement de la
vérité.

La constatation du degré alcoolique d'un vin a
sans doute une grande importance, puisqu'en définitive c'est à ce principe que cette boisson doit
ses principales propriétés. Mais, comme ce degré
varie beaucoup suivant l'espèce, l'âge, la provenance, le mode de fabrication, etc., on ne pourrait point affirmer qu'un vin a été additionné d'eau

par cela seul que son degré alcoolique aurait été trouvé faible. Pour asseoir un jugement définitif, il reste une épreuve décisive à faire.

Cette épreuve consiste à constater la quantité de résidu extractiforme laissé par l'évaporation d'un volume donné de vin, d'un décilitre par exemple.

Avant d'aller plus loin, je crois devoir signaler une erreur reproduite et accréditée par tous les auteurs qui ont traité de la falsification des vins. Tous, en effet, s'accordent à admettre que la moyenne d'extrait laissé par l'évaporation du vin est de 20 à 22 grammes par litre. Cette évaluation peut être exacte pour les vins récoltés dans la partie moyenne de l'Europe; mais elle est assurément au-dessous de la vérité pour les produits des contrées méridionales de cette partie du monde. Les nombreuses analyses de vin que j'ai faites dans ces dernières années ne me laissent aucun doute à cet égard. Les vins du midi de la France ne m'ont *jamais* donné moins de 25 grammes par litre; la plupart en laissent 27 à 29 grammes; quelques-uns vont jusqu'à 31 et même 32 grammes.[1]

---

[1] J'engage instamment les chimistes qui habitent les contrées vinicoles du midi de la France à faire l'analyse des vins de leurs localités. Ce n'est, en effet, que sur les lieux où se fait la récolte que ces recherches peuvent présenter

Aussi, fort d'une expérience de plusieurs années, et des résultats incontestables de plus de cent
cinquante analyses de vins, avais-je adopté comme
moyenne le chiffre 26 pour la quantité d'extrait
qu'un vin du midi de la France devait donner par
litre, regardant comme *mouillé* ou *lavé* tout vin
de cette provenance qui n'en fournissait que 22 à
23 grammes, ou une moindre quantité, quand
surtout les deux premières épreuves mentionnées
plus haut lui étaient défavorables. Ces appréciations, déduites de faits religieusement observés et
appréciés, ont été un grand nombre de fois confir-
mées par les déclarations des débitants eux-mêmes
qui, ne pouvant soupçonner qu'une addition d'eau
faite au vin dans le but de le livrer au consom-
mateur à un prix moindre pût être incriminée,
avouaient ingénument la fraude. Toutefois, en
présence des dénégations de quelques-uns des délinquants, j'invoquais avec une entière confiance
la conformité des résultats de ces trois épreuves,

un degré de certitude suffisant pour être à l'abri de toute
objection. La connaissance du degré alcoolique, de la quantité d'extrait contenu dans un litre de vin et du poids des
cendres, constatée dans un grand nombre de localités, serait
bien précieuse et éviterait les appréciations fautives où sont
quelquefois entraînés, malgré eux, les experts habitants du
Nord, lorsqu'ils sont appelés à analyser des vins du Midi.

et je n'hésitais pas à déclarer le vin mélangé d'eau, et par conséquent falsifié. J'allais plus loin : je le signalais comme étant nuisible à la santé. Ces conclusions, invariablement reproduites dans tous mes rapports, soulevèrent dans les bancs de la défense un concert unanime de réclamations : «Voici venir, disait-on, de nouvelles doctrines! On déclare le vin mélangé d'eau nuisible à la santé. Cela renverse toutes les idées que nous nous faisions au sujet de la tempérance. Nous avions cru jusque aujourd'hui que l'usage du vin pur pouvait avoir des inconvénients, et nous n'avons jamais entendu dire qu'il fût dangereux de mettre de l'eau dans son vin, etc.» Le ministère public, désireux de mettre fin à ces déclamations, me pria un jour d'exposer au tribunal les raisons qui me faisaient regarder comme nuisible à la santé l'addition d'une certaine quantité d'eau au vin.

Je transcris ici littéralement ma réponse.

«Je dois tout d'abord déclarer que j'admets en principe que toute substance alimentaire falsifiée est nuisible à la santé. Les falsifications ne s'exerçant ordinairement que sur les substances d'un usage général, d'un débit journalier, il s'ensuit que presque toutes les substances alimentaires qui font la base de la nourriture des masses sont, ou falsifiées, ou de qualité très-inférieure. C'est par l'appât du bon marché que l'on tente le pauvre.

« Le vin, dis-je, mélangé d'eau n'est plus du vin ; une matière étrangère lui a été ajoutée. Cette matière ne possède point les propriétés alimentaires du vin : elle n'a, pour ainsi dire, aucune valeur vénale, et son addition constitue une falsification dans le sens le plus strict de ce mot. Suivant les principes d'une inflexible logique, ce mélange doit être déclaré nuisible à la santé.

« Mais je puise dans un autre ordre de faits les conclusions rigoureuses exposées dans mes rapports.

« Ainsi, supposez qu'un ouvrier, travaillant sans relâche sous le ciel africain, ait reconnu par l'expérience qu'un litre de vin ordinaire est indispensable pour soutenir ses forces et réparer les pertes que le travail, la fatigue et les sueurs lui enlèvent chaque jour ; si le marchand auquel il s'adresse ne lui livre, au lieu d'un litre de vin ordinaire, que trois quarts de litre d'un vin médiocre plus un quart de litre d'eau, il est évident que la réparation ne se fera pas en raison de la déperdition. Je sais bien, ajoutais-je, que le premier jour, les premières semaines, le premier mois peut-être, il ne ressentira aucun malaise de cette inégale compensation, mais ses forces iront toujours en diminuant, et à l'invasion d'une épidémie, il sera une des premières victimes. »

Ces raisons parurent assez concluantes aux juges, car tous les marchands reconnus coupables de cette falsification furent condamnés à l'amende et les marchandises confisquées.

D'aprés les considérations qui précèdent, je n'hésite point à affirmer que l'addition d'eau au vin avant la vente est, non-seulement une tromperie sur la quantité de la chose vendue, mais qu'elle constitue une falsification nuisible à la santé.

Je reviens à l'épreuve décisive dont j'ai parlé plus haut, c'est-à-dire à la constatation de la quantité de résidu extractiforme laissé par l'évaporation d'un volume connu du vin essayé.

Les auteurs ne mentionnent pas (et cette lacune est très-regrettable) un procédé uniforme, invariable, facile à exécuter pour arriver à cette constatation. Ils se bornent à dire que les vins laissent *en moyenne* 20 à 22 grammes d'extrait par litre. Or, ce terme *extrait* est bien vague. Est-ce extrait mou, extrait sec ou solide qu'il faut entendre ? L'évaporation doit-elle être faite à feu nu, au bain-marie ou à une température plus élevée? Sans vouloir rien préjuger à cet égard, il me semble important d'insister sur la nécessité d'adopter un mode uniforme de procéder à cette opération. Les résultats contradictoires obtenus par divers experts agissant sur un liquide identique, et les conclusions opposées tirées de leurs expériences, mettent suffisamment cette vérité en évidence.

Je crois donc devoir consigner ici le mode opératoire que j'ai mis en usage dans les nombreuses analyses de vins que j'ai été appelé à faire.

Un décilitre de vin mesuré à la température de 15° + 0 est placé dans une capsule de platine d'une capacité convenable, et dont le poids est connu. A défaut de capsule de platine, on pourrait en employer une de porcelaine ou tout autre vase de faïence d'une forme convenable, puisque la température ne doit pas être élevée au-dessus de 100 degrés. L'évaporation est faite à feu nu jusqu'à réduction de la moitié du volume du liquide, et conduite de manière à en éviter la moindre déperdition, puis continuée à la température de 90 à 100 degrés, en plaçant la capsule au-dessus d'un vase contenant de l'eau en ébullition. On facilite l'évaporation en agitant de temps en temps la masse.

L'opération est continuée jusqu'à ce que la capsule ne perde plus rien en poids, même après avoir séjourné pendant une heure sur la vapeur d'eau après la dernière pesée. On constate alors le poids de l'extrait.

On conçoit qu'en prenant toutes les précautions mentionnées ci-dessus, les résultats pour un même liquide seront identiques, quelles que soient les personnes appelées à diriger l'opération.

Dans le cas où l'on a affaire à un vin naturel, l'extrait obtenu présente les caractères suivants : il est mou, grenu, nullement visqueux, d'une couleur rouge franche, assez intense; d'une odeur agréable, *sui generis*, rappelant celle du *raisiné;* sa saveur est aigrelette, ni sucrée, ni amère, ni styptique. En moyenne, son poids s'élève au moins, pour les vins du midi de la France, à 26 ou 27 grammes par litre.

Vins additionnés d'alcool. — Afin de faciliter la conservation des vins destinés à être expédiés au loin, l'administration permet le *vinage,* c'est-à-dire l'addition d'une certaine quantité d'alcool.

Si cette addition se faisait toujours dans des limites convenables, elle n'aurait que très-peu d'influence sur les propriétés des vins qui y sont soumis. Mais la fraude, toujours ingénieuse à profiter de toutes les occasions favorables à ses desseins, s'est emparée de la latitude que lui laissait à cet égard la législation pour en tirer un parti fort avantageux.

En effet, il arrive le plus souvent que la quantité d'alcool ajoutée, même en restant dans les limites prescrites par les règlements, dépasse de beaucoup celle qui est nécessaire à la conservation du vin, et que le liquide qui résulte de ce mélange est trop alcoolique pour pouvoir servir de boisson. Or, le remède ne se fait pas longtemps attendre. Le fraudeur ajoute une quantité d'eau proportionnelle à la quantité d'alcool surabondante, avant de livrer ce vin de nouvelle fabrique à la consommation. Il y trouve deux sortes de bénéfices : diminution de frais de transport et introduction dans ses magasins d'une assez grande quantité d'alcool qui n'est taxé par le fisc que comme boisson.

En Algérie, ce genre de fraude n'est point pratiqué de cette manière, ce qui tient à deux causes : 1° les boissons spiritueuses n'y sont point encore soumises aux droits d'octroi à leur entrée dans les villes; elles n'ont à payer que ceux de douane; 2° les gros vins du midi de la France se prêtent merveilleusement aux coupages de la nature de ceux dont je viens de parler. Comme ces vins sont très-chargés en couleur, et qu'ils renferment une proportion considérable de matières extractives (33 grammes et plus par litre) les *fabricants* les allongent de deux ou trois fois leur volume d'un mélange de 90 parties d'eau et de 10 parties d'alcool environ, et y ajoutent quelques drogues suivant la recette adoptée dans la maison. Ce mélange est décoré du nom de *vins fins !*

Or, ces vins prétendus fins n'ont de vin que le

nom, et un palais tant soit peu exercé en découvre immédiatement l'origine au dégustateur. D'ailleurs leur couleur faible, *louche,* l'aspect terne que le liquide présente près des parois du verre, l'odeur alcoolique qu'ils exhalent mettent tout d'abord en défiance. Ainsi que je l'ai dit précédemment, surtout si le mélange est fait depuis peu de temps (ce qui est le cas le plus ordinaire, à cause de la facilité avec laquelle il passe à la fermentation acide), la saveur perçue par l'organe du goût, au contact de ce liquide, est purement alcoolique; elle ne présente rien de celle qui distingue les vins purs, et cette saveur alcoolique persiste seule après la dégustation. L'usage d'une semblable boisson présente plusieurs inconvénients. Elle ne donne qu'une alimentation insuffisante, si l'on n'en fait qu'un usage modéré, et, dans le cas contraire, elle cause des céphalalgies et une ivresse plus prompte et plus dangereuse que celle qui est la suite de l'usage des vins purs.

A l'épreuve par la distillation, ces vins accusent ordinairement une proportion d'alcool plus forte, et comme la plus grande partie de ce principe n'y existe qu'à l'état de mélange, il se sépare en totalité dans les premiers temps de l'opération.

Je me hâte de dire que le poids du résidu de l'évaporation est de beaucoup inférieur à la moyenne indiquée pour les vins des pays méridionaux ; cette dernière épreuve est des plus concluantes dans ce genre de recherches.

Enfin, la faible quantité de cendres obtenue par l'incinération de l'extrait vient corroborer les conclusions tirées de l'ensemble de ces expérimentations.

En effet, les vins purs du midi de la France donnent en moyenne 26 à 27 grammes d'extrait et 5 grammes de cendres par litre ; ces vins fins, au contraire, ne laissent jamais plus de 19 à 20 grammes du premier et de 3 à 4 grammes des dernières.

Dans la persuasion où je suis que ces mélanges alcooliques sont plus funestes à la santé que ceux qui résultent d'une simple addition d'eau au vin, je n'ai jamais hésité à les signaler comme tels, et les conclusions des rapports qui les concernaient ont toujours été conformes à cette opinion.

Recherches de la nature de la matière colorante.— Je crois qu'on a beaucoup exagéré l'emploi des matières étrangères pour donner aux vins factices la couleur rouge qui caractérise les vins naturels. Depuis longtemps on prépare dans certains vignobles des *vins colorants,* à l'usage des négociants peu scrupuleux qui, dans les grandes villes éloignées des contrées vinicoles, se livrent à la coupable industrie de la fabrication. Ces vins ont une spécialité particulière. Ils ne peuvent point servir de boisson ; leur unique destination est de transformer en vins rouges des quantités considérables d'eau alcoolisée ou de vins blancs de qualité très-inférieure. A mon avis, la fabrication, la vente et l'emploi de ces sortes de *laques* ont les mêmes inconvénients que ceux que l'on reproche aux autres matières colorantes employées aux mêmes usages, et il est vivement à désirer que l'autorité en proscrive le commerce.

L'emploi de ces vins colorés serait sans aucun doute moins préjudiciable à la santé publique s'ils ne servaient qu'à transformer des vins blancs en vins rouges, puisque, en définitive, il n'entrerait dans le mélange que de faibles proportions de matières étrangères au vin naturel. Mais, dans ce cas encore, leur usage pourrait soulever de justes susceptibilités. En effet, les vins blancs de bonne qualité trouvent partout un facile débouché. Il n'est pas nécessaire de les transformer en vins rouges pour les écouler avantageusement. Ce sont les vins blancs de médiocre ou de mauvaise qualité, non susceptibles de conservation, qui sont soumis à ce coupage. Les vins ainsi fabriqués ne peuvent en imposer à aucun expert : la dégustation, la distillation et l'évaporation suffisent pour dévoiler la fraude. La comparaison du degré alcoolique et de la quantité de résidu extractiforme laissé par l'évaporation d'un volume donné de vin fournit des indications à l'abri de toute objection.

De tous les moyens qui ont été préconisés pour reconnaître la coloration factice des vins, l'emploi de la potasse ou de l'ammoniaque caustique et les procédés de MM. Filhol et Nees m'ont paru mériter la préférence. Je les ai constamment et contradictoirement employés tous trois pour chaque échantillon analysé. Je dois, à l'égard des premiers (les alcalis caustiques), signaler une modification indispensable dans leur emploi. Ces réactifs ne donnent de bons résultats qu'autant que le vin a été additionné de son volume d'eau. Avec les vins purs, ceux surtout qui sont très-colorés, le changement de couleur n'est point appréciable. Pour faire ces essais j'emploie un petit tube fermé à l'une de ses extrémités. Après l'avoir presque entièrement rempli du mélange de vin et d'eau, je verse goutte à goutte le réactif en le faisant couler le long des parois du tube. Les couches supérieures, ou les inférieures, suivant la nature du réactif employé, prennent une coloration vert-vert prononcée, si le vin essayé ne renferme aucune matière colorante étrangère.

En résumé : 1° la couleur vert-vert produite par l'addition d'ammoniaque ou de potasse caustique

en solution; 2° la coloration vert-émeraude produite par l'addition de quelques gouttes d'ammoniaque d'abord, puis de sulfhydrate de la même
base, le liquide conservant sa transparence; 3° et
enfin l'apparition d'un précipité gris sale, quand
on verse dans du vin additionné d'alun un soluté
de sous-carbonate de potasse, indiquent d'une
manière certaine l'absence de matières colorantes
étrangères.

Avant de terminer ce qui est relatif à l'analyse
des vins rouges, je crois utile de donner quelques
explications touchant les quantités *moyennes* d'extrait obtenues dans ces sortes d'analyses. Cette discussion me semble importante parce que, dans une
expertise contradictoire, je me suis trouvé en dés-
accord, sur cette question, avec trois honorables
chimistes de Paris.

M'appuyant sur l'expérience et sur des faits incontestables, j'avais déclaré qu'un vin rouge, natif
de Cette, soumis à mon examen, devait être considéré comme le résultat d'un mélange de vin blanc
faible, de gros vin rouge et d'eau alcoolisée. J'ap-
puyais mon opinion sur la couleur *douteuse* du liquide, sur sa saveur plate, sur la forte proportion
d'alcool absolu qu'il renfermait, proportion qui
était loin d'être en rapport avec la quantité d'extrait laissée par l'évaporation de sa partie aqueuse.

J'affirmais que la quantité de 2 grammes 10 centigrammes d'extrait par litre était trop faible pour un vin d'origine méridionale, puisque, *en moyenne*, cette quantité devait être de 26 à 27 grammes pour le même volume de vin.

Dans leur rapport, les experts de Paris émettaient l'opinion que depuis les désastreuses années que viennent de traverser les vignobles, les moyennes ne pouvaient plus être invoquées. A les en croire, il fallait effacer tout ce que l'expérience avait appris sur la composition des vins.

Je crois, comme eux, qu'il faut se garder de comparer les produits des dix années qui viennent de s'écouler avec ceux des années antérieures. Les conditions de la végétation de la vigne sont devenues défavorables à ses produits; cela est incontestable. Les vins actuels ne soutiennent pas la comparaison avec leurs aînés; personne n'en peut douter aujourd'hui.

Mais cependant, si je renonce à demander des points de comparaison aux années où la vigne n'avait à redouter ni les pluies trop abondantes, ni les froids tardifs, ni l'oïdium, ni aucune des influences défavorables qu'elle subit aujourd'hui, je crois pouvoir en trouver d'exacts dans les produits qui sont nés sous ces diverses influences, qui les ont subies à des degrés à peu près égaux. Personne assurément ne contestera que les vins des trois ou quatre dernières années n'aient entre eux une grande analogie de qualité et de composition, ceux au moins qui ont été récoltés sous la même latitude et dans la même année, lesquels, à part quelques exceptions dépendantes des localités, de la nature du sol, de l'exposition, etc., doivent être considérés, à peu de chose près, comme identiques.

Il n'est donc point inutile de rechercher la composition des vins d'une même année, et cette constatation, si elle est faite avec soin et sur une assez grande échelle, fournira assurément des documents utiles et des points de comparaison précieux dans l'examen de tel ou tel produit de cette même année.

C'est ce que j'ai fait dans les six années qui viennent de s'écouler. J'ai analysé soigneusement un très-grand nombre d'échantillons de vins rouges, provenant tous des provinces de la France limitrophes de la Méditerranée. J'ai surtout porté mon attention sur les quantités d'alcool, de matières extractives, de sels, et sur les qualités physiques des vins, ainsi que sur la nature de la matière colorante.

Je dois convenir que je n'ai attaché à la quantité d'alcool absolu qu'une importance relative.

On sait, en effet, que ce n'est pas à la proportion plus ou moins forte de ce principe que les vins doivent leurs qualités. Celles-ci dépendent uniquement de la relation qui existe entre les proportions de leurs principes constituants, du degré d'intimité, pour ainsi parler, qui les unit entre eux.

Il n'en est pas de même des matières extractives et des sels. Il est facile, sans doute, d'augmenter la quantité d'alcool du vin; mais ajouter à un liquide alcoolique des substances dans le but de simuler les matières extractives d'un vin naturel, de manière à tromper un palais exercé, cela me paraît impraticable. J'ai donc recueilli avec un soin tout particulier les données que l'expérience m'a fournies à ce sujet, et je crois avoir réuni les éléments nécessaires à l'établissement d'une *moyenne* pour la quantité d'extrait que doivent fournir les vins du midi de la France. Cette moyenne serait de 26 à 27 grammes par litre. J'en ai acquis récemment une dernière preuve. Je me suis procuré dix-huit échantillons de vins rouges *ordinaires*, d'une à deux années d'âge, de crûs différents, mais provenant tous du littoral de la Méditerranée, pris, non pas chez des détaillants, mais chez des marchands en gros ou des propriétaires. Un décilitre de chacun des échantillons a été, *par moi*, évaporé au bain-marie jusqu'à ce que la masse ne perdît plus en poids par l'action de la chaleur. Voici les poids de la masse extractiforme obtenus pour chacun d'eux.

gr.	gr.	gr.
2,65	2,58	2,78
2,53	2,55	3,02
2,89	1,81	2,67
2,80	2,75	3,79
3,09	2,77	3,04
2,81	2,83	2,74

$= 50^{gr},10,$

Soit 27^{gr},83 pour *moyenne.*

X.

Observations pratiques sur l'analyse et l'expertise de quelques substances alimentaires.

§ 2. VINAIGRES.

Les fâcheuses influences qui ont été, depuis plusieurs années, si fatales aux produits de la vigne, ont également réagi d'une manière très-défavorable sur la fabrication du vinaigre de vin. Encore quelques époques semblables à celle que nous venons de traverser, et ce produit sera passé dans le domaine de l'histoire. On peut affirmer que la province de Constantine et peut-être l'Algérie tout entière est, depuis quelques années, à même de croire à ce résultat. Les vinaigres qui y sont livrés à la consommation ne sont que des mélanges d'acide acétique impur et d'eau, auxquels on ajoute les résidus troubles de vins rouges, ce qui donne au liquide une couleur rougeâtre plus que douteuse. Lors de l'adjudication des fournitures de denrées à livrer à l'hôpital militaire de Constantine pour l'année 1858, aucun soumissionnaire ne se présenta pour les livraisons de vinaigre, parce que le cahier des charges imposait au livrancier l'obligation de fournir du vinaigre de vin.

Ces vinaigres factices se distinguent par leur faible acidité (ils ne saturent généralement que trois à quatre parties de carbonate de soude pur et sec). Ils renferment des proportions assez fortes de sulfate et d'acétate de soude; ils possèdent une odeur et une saveur empyreumatiques, qui décèlent tout d'abord leur origine. Leur emploi journalier peut déterminer, surtout dans un climat chaud, des accidents graves, à cause de la grande susceptibilité des organes digestifs, susceptibilité développée sous l'influence d'une alimentation insuffisante et entretenue, chez les pauvres ouvriers, par l'usage journalier de substances vendues à bas prix et par conséquent de mauvaise qualité.

J'avais, de 1852 à 1854, à Philippeville et dans les années suivantes à Constantine, déclaré une guerre incessante et impitoyable à toute espèce de tromperie et de falsification. Les vinaigres durent subir le sort commun. De nombreux procès-verbaux de saisies et des rapports sévères s'ensuivirent. Plusieurs condamnations furent prononcées. La plupart des délinquants ne durent leur amnistie qu'aux hésitations nées de l'ambiguité des définitions introduites dans les textes de la loi. Je dois avouer néanmoins que plus tard, en présence de l'universalité de l'emploi de ces vinaigres factices, je fus obligé de confesser que mes scrupules m'avaient fait dépasser le but, et lors des dernières visites que je fis chez les débitants de substances alimentaires, loin de signaler ces vinaigres comme susceptibles de poursuites, je crus rendre service aux consommateurs en indiquant aux marchands les moyens les plus usuels de reconnaître la pureté des vinaigres de bois qui leur étaient expédiés et les doses convenables à employer pour obtenir un produit d'une force à peu près équivalente à celle des vinaigres de vin de bonne qualité.

Au sujet de ces vinaigres factices, je crois devoir faire connaître un fait qui s'est passé en 1854, et qui porte plus d'un enseignement. Lors des visites faites au mois de mai 1854 à Philippeville, je fis saisir dans les magasins d'un négociant de cette ville plusieurs barriques de vinaigre blanc qui, essayé séance tenante, donnait par le chlorure de barium un précipité blanc très-abondant, et dont l'instantanéité m'autorisait à soupçonner dans ce liquide la présence de l'acide sulfurique libre.

Par l'examen que je fis ultérieurement de ce vinaigre, je constatai, non pas l'existence d'acide sulfurique libre, mais de sulfate de soude en quantités très-notables. L'acétate de soude s'y rencontrait aussi en assez forte proportion.

Les conclusions du rapport que j'adressai à l'autorité judiciaire ne pouvaient laisser aucune indécision dans l'esprit des juges : le produit résultant du mélange d'acide pyroligneux impur et d'eau ne ressemblait en rien au vinaigre de vin, et son usage pouvait être nuisible à la santé.

Obéissant à des scrupules respectables sans doute, le tribunal de première instance de Philippeville ordonna qu'une nouvelle expertise serait demandée à l'école de Montpellier.

Sur ces entrefaites, je fus appelé à diriger le service pharmaceutique de l'hôpital militaire de Constantine. J'étais à peine entré en fonctions que l'autorité judiciaire m'adressa un réquisitoire pour m'inviter à accompagner le commissaire de police dans les visites des magasins de comestibles, débits, cantines, etc. de cette ville et de sa banlieue.

La maison commerciale mentionnée plus haut possédait une succursale à Constantine. Ayant constaté dans ses magasins l'existence de plusieurs barriques d'un vinaigre semblable à celui qui était poursuivi à Philippeville, j'en fis opérer la saisie. Des échantillons ayant été de même analysés par moi, je pus me convaincre que les produits saisis dans les deux villes étaient identiques; ceux-ci furent déférés au parquet de Constantine.

A l'appel de la cause, l'avoué chargé de la défense demanda un sursis. « Nous sommes poursuivis, disait-il, à Philippeville pour le même fait. Les vinaigres saisis dans cette ville sont identiques avec ceux que le parquet poursuit en ce moment. Mon client convient que ces vinaigres ne sont que des mélanges d'eau et de vinaigre de bois. Mais ces produits sont vendus partout; tous les marchands en débitent journellement de semblables; la douane en permet la libre circulation; nous ne concevons pas pourquoi nous ne jouirions pas d'un droit qui n'est contesté nulle part. D'ailleurs, ajoutait-il, le tribunal de Philippeville a ordonné une expertise nouvelle; il convient donc d'en attendre le résultat.» Ces raisons, et particulièrement la dernière, étaient trop plausibles pour n'être point écoutées. Le tribunal de première instance de Constantine remit le prononcé du jugement à l'époque où l'opinion des nouveaux experts serait connue.

Peu de temps après, on communiquait au parquet de Constantine un rapport émané de l'école de Montpellier, et dont les conclusions étaient : que le vinaigre analysé était du beau et bon vinaigre de vin ! !

Je dois avouer qu'en présence de conclusions

aussi manifestement contradictoires avec les assertions de la maison poursuivie, qui, par l'organe
de son avoué, déclarait que les vinaigres incrimi-
nés avaient été fabriqués avec de l'acide pyroligneux, et que, ne pouvant pas plus soupçonner
l'honorabilité des experts que celle de la susdite
maison, je tombai dans une perplexité qui dure
encore en ce moment, et dont le mot de cette
énigme pourrait seul me tirer.

Quoi qu'il en soit, et sans rien préjuger à ce
sujet, je jugeai convenable dans la suite de faire
prélever, avec toutes les formalités prescrites, une
quantité de substance à analyser suffisante pour
servir à deux ou trois expertises, dans le cas où la
première ne paraîtrait pas assez concluante pour
décider les juges.

Je dois déclarer ici que les nombreuses analyses
de vinaigres que j'ai faites en Algérie m'ont prouvé
que l'acide acétique impur ou vinaigre de bois
était le seul employé à la fabrication de ce condi-
ment. Je n'ai, en effet, jamais eu l'occasion d'y
constater la présence d'autres acides.

Il existe une telle différence entre les bons vinaigres de vin et les acides pyroligneux affaiblis,
que pour la plupart des consommateurs la dégustation suffit ordinairement pour constater la fraude.
En effet, pendant l'acétification du vin, les éthers

et les huiles qui constituent l'arôme de cette boisson n'éprouvent aucune modification profonde; ils se retrouvent dans le produit acide formé. Aussi les véritables vinaigres de vin présentent-ils, d'une manière bien sensible, l'odeur suave du produit dont ils dérivent.

Or, s'il est vrai (et personne ne révoquera en doute cette assertion), que les principes constituants du vin exercent une influence salutaire sur l'économie, qu'ils facilitent la digestion en stimulant les organes digestifs, nul doute que le vinaigre de vin ne possédât les mêmes propriétés. Il est donc incontestable qu'un liquide qui, au lieu de principes salutaires, ne renferme que des huiles empyreumatiques (créosote, paraffine, etc.), et de plus d'assez fortes quantités de sulfate et d'acétate de soude, doit exercer une action toute différente. Si de nos jours on voit tant de populations étiolées, tant d'individus, surtout dans la classe ouvrière, enlevés avant le temps, on ne doit attribuer ces résultats déplorables qu'à l'insuffisance de l'alimentation et à l'emploi journalier de substances alimentaires de mauvaise qualité, sinon falsifiées.

Cette coupable industrie des falsificateurs, déjà si fatale quand elle s'adresse aux substances de première nécessité, ne le devient pas moins s'il s'agit de boissons qu'on pourrait appeler de luxe, comme l'absinthe, l'anisette, le kirsch, etc. Qui pourrait dire le nombre de victimes que l'usage de ces poisons liquides fait chaque année, en Algérie, par exemple, où l'élévation de la température est à elle seule une cause si prédisposante aux congestions et aux affections du tube digestif?

Les moyens à l'aide desquels on constate la falsification du vinaigre par l'acide pyroligneux sont très-simples. Souvent la dégustation seule suffit. On la met hors de doute en évaporant à une douce chaleur un décilitre du vinaigre à essayer jusqu'à la consistance d'extrait mou. Le résidu extractiforme laissé par les bons vinaigres de vin pèse 2 grammes 5 décigrammes à 3 grammes pour un décilitre. Cet extrait est mou, un peu visqueux, grenu, d'une couleur rouge intense, s'il provient d'un vinaigre rouge. Son odeur est agréable, sa saveur aigrelette, un peu astringente. Dissous dans 25 à 30 fois son poids d'alcool, à 50° centésimaux, il laisse déposer un résidu salin et cristallin qui, lavé à plusieurs reprises avec le même dissolvant, puis séché, pèse environ 12 centigrammes. Ce résidu est composé de sulfate et de tartrate de potasse.

Dans les mêmes circonstances, le vinaigre de bois donne un résidu salin dont le poids s'élève quelquefois à dix pour cent. Ce résidu, formé presque exclusivement d'acétate de soude, peut provenir de la fabrication; mais le plus souvent il a été ajouté frauduleusement à l'acide pour en augmenter la densité, et faire croire a un degré d'acidité qui n'existe pas. Souvent aussi on y rencontre du sulfate de soude en assez grande quantité. En traitant le résidu par l'alcool, l'acétate seul est dissous; le sulfate peut être recueilli, séché et pesé.

XI.

Observations pratiques sur l'analyse et l'expertise de quelques substances alimentaires.

§ 3. HUILES GRASSES.

Parmi les huiles grasses alimentaires, il n'y a guère que celles d'olive, de noix et de noisette, qui soient, en raison de leur prix plus élevé, susceptibles d'être falsifiées. Tout le monde sait que dans les contrées du nord, celles de pavot et de faîne sont d'un usage journalier ; dans le midi de l'Europe, celles d'arachide et de sésame sont généralement répandues. Dans les cantons éloignés des grands centres de population, les huiles de noix et de noisette sont consommées sur place et employées aux usages culinaires. La multiplicité des voies de communication, en facilitant les échanges, ne tardera pas à niveler la consommation et à restreindre le nombre des huiles grasses alimentaires à celles d'olive, de sésame, d'arachide, de pavot et de faîne. Celles de colza et de navette, en raison de leur âcreté, semblent exclusivement réservées à l'éclairage. Cependant il est à ma connaissance, qu'en Alsace la table des pauvres et celle des domestiques, chez les personnes aisées, sont desservies par l'huile de navette. Nous verrons bientôt que les fraudeurs sont d'avis que toutes les huiles d'un prix inférieur sont susceptibles, quelle que soit leur provenance, de servir à la falsification des sortes commerciales relativement plus chères.

Quoi qu'il en soit, il est à peu près certain que de toutes les huiles employées aux usages domestiques, celle d'olive doit plus particulièrement attirer l'attention. C'est aussi de celle-ci que je vais m'occuper. Cette première partie de mon travail ne présentera pas beaucoup de faits nouveaux, mais je continuerai les recherches que j'ai commencées, et j'espère pouvoir arriver dans la suite à des résultats plus certains.

Mon but, en traitant ce sujet, est d'appeler l'attention des chimistes sur quelques réactions trèssimples, faciles par conséquent à expérimenter, susceptibles, je le crois du moins, de faire découvrir de faibles proportions d'huile étrangère dans un produit qui a de tout temps stimulé l'active sollicitude des falsificateurs. Voici le fait qui m'a fourni l'occasion de commencer quelques recherches sur ce sujet.

On sait que la place de Bougie, dans la province de Constantine, peut être considérée comme un des principaux entrepôts de commerce entre la Kabylie et Marseille. Cette dernière ville tire annuellement de l'Algérie une assez grande quantité d'huile d'olive.

En octobre 1853, le parquet de Philippeville fut informé que des plaintes nombreuses avaient été faites par les négociants de Marseille au sujet des huiles expédiées de Bougie. Des expertises avaient constaté la fraude; l'huile d'olive d'Algérie arrivait à Marseille en compagnie d'une huile étrangère. Il était important de constater si la falsification était pratiquée dans les lieux où se faisait la récolte, ou si l'on devait en accuser les négociants de Bougie, entrepositaires et intermédiaires entre les Kabyles producteurs et les destinataires de France.

Le juge d'instruction près le tribunal de Philippeville, M. Mesnard de La Valette, aujourd'hui juge au tribunal d'Alger, se rendit à Bougie et procéda avec toutes les formalités d'usage à une perquisition rigoureuse chez les négociants entrepositaires des huiles venues de l'intérieur. Ces visites eurent pour résultats la constatation de l'existense dans les magasins desdits négociants de quantités considérables d'huile de colza, quantités qui semblaient dépasser de beaucoup les besoins présumés de la localité et des environs.

C'était un pas vers la vérité, mais ce n'était encore que la moitié de la besogne.

Le lendemain, jour de marché, le magistrat fit saisir une outre d'huile sur toutes les charges amenées par les Arabes. Des échantillons me furent remis pour être soumis à une expertise régulière.

Les procédés indiqués par les auteurs pour arriver à la constatation de la présence d'huile étrangère dans l'huile d'olive sont assez nombreux ; mais ils ne donnent généralement que des indications approximatives et souvent douteuses.

Le refroidissement est peut-être celui qui donne les meilleurs résultats ; mais pour l'employer il est indispensable de posséder un thermomètre d'une grande precision, ce qui ne se trouve qu'assez rarement. La température doit être invariablement maintenue à 7° ou 8° + 0 centigrades. Au-dessus de ce point, l'huile d'olive ne se solidifie pas entièrement ; au-dessous, l'huile d'arachide commence à se prendre en masse.

Les autres moyens sont d'un emploi peu sûr, et l'expert, en présence de résultats douteux, reste dans la plus grande indécision. Souvent il a la conviction que l'huile essayée est mélangée ; mais dans l'impossibilité où il se trouve de préciser la quantité, la nature et l'origine de l'huile ajoutée, il ne lui reste que l'alternative, ou de s'abstenir, et par conséquent d'innocenter le coupable, ou, ce qui revient au même, de déclarer la science impuissante à autoriser l'affirmative, et dans ce cas ce sont les juges qui s'abstiennent, résultats tous deux également favorables au fraudeur.

Il serait donc bien désirable qu'on possédât un procédé sûr, facile à exécuter pour pouvoir affirmer qu'une huile d'olive a été mélangée d'huile étrangère. Je ne pense pas qu'il y eût une grande importance à préciser la quantité d'huile ajoutée; le principal serait de déterminer exactement sa nature et son origine. Nul doute que cette recherche ne soit digne d'être proposée comme sujet de concours, et je suis persuadé que les jeunes chimistes mettraient de l'empressement à entrer en lice. L'importance pratique du résultat ne serait point indigne d'exciter la sollicitude d'une compagnie savante.

Mais revenons à l'analyse qui m'était demandée.

Après avoir essayé les procédés connus, décrits dans tous les ouvrages, je me trouvai dans cette incertitude et cette indécision dont je parlais tout à l'heure. Pour moi la fraude était flagrante; mais en matière de justice, il faut plus que des présomptions, quelque fondées qu'elles puissent être.

Convaincu de l'insuffisance des moyens que j'avais à ma disposition, je fis quelques essais et un grand nombre de tâtonnements. J'étais heureusement guidé dans mes recherches par les résultats de l'enquête faite sur les lieux par le magistrat instructeur. Ces résultats autorisaient à soupçonner l'existence de l'huile de colza dans celle que j'étais chargé d'examiner. Dès lors mon premier soin fut de me procurer cette huile aussi pure que possible.

Il serait trop long de donner le détail de toutes les expériences auxquelles je me livrai. J'avais la persuasion que le réactif Poutet devait être placé en première ligne dans l'analyse de l'huile d'olive, mais sachant par expérience que suivant la nature de l'huile et certaines conditions suivies dans son emploi, il était susceptible de varier dans ses résultats, je cherchais à le modifier, ou plutôt il me donna l'idée d'essayer l'action que certains agents énergiques exercent sur les huiles grasses dans un point de contact très-limité. Ces expériences m'ont permis d'établir un rapport affirmatif sur l'existence de l'huile de colza dans tous les échantillons qui m'avaient été remis pour être analysés. Cependant le jugement intervenu a amnistié les Arabes détenteurs de ces huiles, par la raison qu'étant tous serviteurs à gages, il n'a pas été prouvé qu'ils eussent connaissance de la falsification au moment de la mise en vente.

Ces expériences ont été répétées depuis ma rentrée en France sur un plus grand nombre d'huiles. Les résultats ayant été en tout point conformes à ceux que j'avais obtenus en Algérie, je me suis décidé à les publier. Elles ajouteront, je crois, un moyen de plus de découvrir la falsification de l'huile d'olive.

Voici le mode d'expérimentation que j'ai adopté :

Dans des verres à fond plat, tels que ceux qui servent aux illuminations, je verse quatre ou cinq grammes de l'huile à essayer, puis deux grammes du réactif, et je laisse les deux liquides en contact pendant quarante-huit heures sans aucune agitation préalable et à la température de de 15° à 18° + 0 centigrades. Le réactif plus dense occupe la partie inférieure du vase, l'huile surnageant; il n'y a par conséquent de contact qu'entre deux couches très-minces. Au bout de ce laps de temps j'observe et je note les phénomènes produits.

Les réactifs qui m'ont donné les résultats les plus satisfaisants sont : l'acide azotique à 38°, l'acide sulfurique à 66° et l'azotate acide de mercure obtenu en faisant dissoudre à froid 1 partie du métal dans 3 parties de l'acide marquant 35°. Les huiles sur lesquelles j'ai essayé l'action de ces réactifs ainsi limitée sont celles d'olive, d'arachide, de pavot noir, de pavot blanc, de colza, de na-vette, de moutarde noire, de sésame et de faîne. Leur pureté ne pouvait m'être suspecte ; elles avaient été extraites sous mes yeux de graines saines.

Je résume dans les quatre tableaux suivants les observations auxquelles ces expériences ont donné lieu.

TABLEAU A,

présentant l'action de l'acide azotique sur les huiles.

NOMS DES HUILES.	PHÉNOMÈNES OBSERVÉS APRÈS QUARANTE-HUIT HEURES DE CONTACT.
Huile d'olive pure..........	Aucun changement. La solidification n'a commencé à se montrer qu'après soixante heures de contact. La couche solide augmente avec le temps et a une couleur blanche pure.
Huile de sésame..........	Les couches inférieures de l'huile sont solidifiées en une couche épaisse, jaunâtre; l'huile surnageante est transparente. La solidification commence après quelques heures de contact.
Huile de pavot noir........	Point de solidification; légère nébulosité au point de contact; coloration normale.
Huile de pavot blanc........	Point de solidification; la totalité de l'huile est devenue nébuleuse et a pris une teinte orangée très-marquée.
Huile de colza et de navette.	Point de solidification; légère nébulosité au point de contact des deux liquides. Coloration normale.
Huile de moutarde.........	Point de solidification; nébulosité très-marquée au point de contact. Coloration normale.
Huile d'arachide	Point de solidification; l'huile est restée transparente. Coloration normale.
Huile de faîne............	Point de solidification; l'huile est devenue nébuleuse. Coloration normale.

TABLEAU B,

indiquant l'action de l'acide azotique sur un mélange de trois parties d'huile d'olive pure et d'une partie d'huile étrangère.

NOMS DES HUILES MÉLANGÉES.	PHÉNOMÈNES OBSERVÉS APRÈS QUARANTE-HUIT HEURES DE CONTACT.
Huiles d'olive et d'arachide..	Point de solidification; nébulosité dans les couches supérieures de l'huile.
Huiles d'olive et de pavot noir.	Point de solidification; nébulosité très-marquée de l'huile.
Huiles d'olive et de pavot blanc	Point de solidification; nébulosité très-marquée; l'huile prend une couleur orangée marquée.
Huiles d'olive et de colza...	Aucun changement.
Huiles d'olive et de navette..	Aucun changement.
Huiles d'olive et de moutarde.	Point de solidification; légère nébulosité.
Huiles d'olive et de faîne...	Point de solidification; nébulosité marquée.
Huiles d'olive et de sésame..	Les couches inférieures de l'huile sont *solidifiées* en une croute *épaisse*, blanche; les couches supérieures sont transparentes. La solidification commence après

L'inspection des deux tableaux précédents indique que l'acide azotique est propre à déceler d'assez faibles proportions d'huile de sésame dans l'huile d'olive. J'ai répété l'expérience avec un mélange de 1 partie de la première et 9 parties de la seconde; la solidification a commencé à se faire au bout de 3 heures de contact, tandis qu'avec l'huile d'olive pure il n'y a pas de changement même après 48 heures; ce n'est qu'après ce laps de temps qu'on voit apparaître quelques points blancs dans la couche en contact avec l'acide. De plus, la croûte formée dans l'huile pure est d'un blanc mat parfait, tandis qu'un dixième seulement d'huile de sésame lui communique une teinte jaune très-prononcée.

L'acide azotique décèle aussi la présence de l'huile de pavot blanc par la teinte orangée marquée que lui communique ce réactif.

TABLEAU G,

indiquant l'action de l'acide sulfurique à 66° sur les huiles.

NOMS DES HUILES.	COULEUR PRODUITE AU POINT DE CONTACT.	OBSERVATIONS.
1. Huile d'olive............	Brun-rougeâtre.	Point de changement dans la consistance et la couleur de l'huile surnageante.
2. Huile d'arachide........	Brun-rougeâtre clair.	*Même observation.*
3. Huile de faîne..........	*Idem.*	*Même observation.*
4. Huiles de colza, de navette et de moutarde.........	Brun-rougeâtre foncé.	Au bout d'une heure de contact les couches inférieures de l'huile sont parsemées de stries verdâtres; après 48 heures l'huile a une teinte verte prononcée.
5. Huiles de pavot noir et blanc	Brun-rougeâtre.	*Même observation qu'au n° 1.*

TABLEAU D,

Indiquant l'action de l'azotate acide de mercure liquide sur les huiles.

NOMS DES HUILES.	COULEUR DE LA COUCHE SOLIDE PRODUITE AU POINT DE CONTACT.	OBSERVATIONS.
Huile d'olive.............	Blanche.	La couche solide est très-mince.
Huile d'arachide...........	Jaune.	L'huile est presque entièrement solidifiée.
Huile de moutarde........	Jaune soufrée.	La couche est très-mince et sans consistance.
Huile de sésame..........	Jaune serin.	Couches solides, épaisses et superposées.
Huile de colza............	Orangée.	Couche très-mince.
Huile de navette..........	*Idem.*	*Idem.*
Huile de faîne............	*Idem.*	Couches solides, épaisses et superposées.
Huile de pavot blanc.......	Brun clair.	Couche très-mince et sans consistance.
Huile de pavot noir........	*Idem.*	*Idem.*

Si les acides azotique et sulfurique, par l'action spéciale qu'ils exercent sur l'huile de sésame, sont les meilleurs réactifs pour signaler la présence de cette huile, le nitrate acide de mercure liquide semble propre à différencier entre elles presque toutes celles qui sont indiquées dans les quatre tableaux précédents.

Pour plus de clarté, je résume ici, sous la forme analytique, les observations consignées dans ces quatre tableaux.

TABLEAUX A ET B.

Traitement par l'acide azotique.

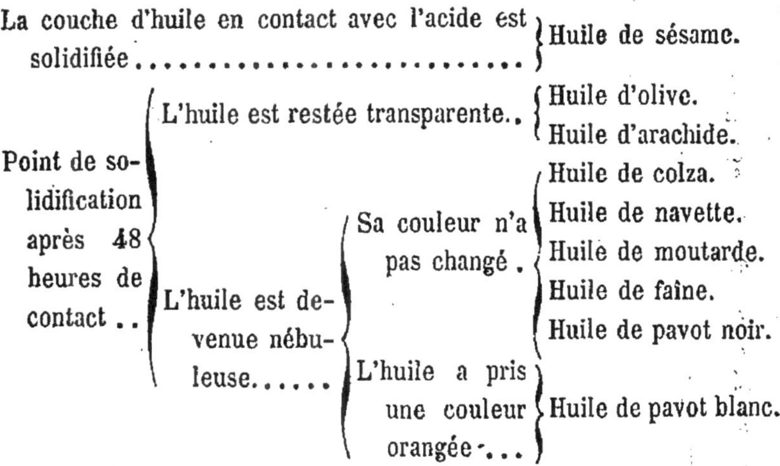

TABLEAU C.

Traitement par l'acide sulfurique.

Les couches d'huile en contact avec l'acide ont une couleur brune tirant sur l'orangé......	Huile d'olive. Huile d'arachide. Huile de faîne. Huile de pavot.
Les couches inférieures de l'huile ont une couleur brune foncée.	Des stries verdâtres dans l'huile qui finit par verdir sensiblement. — Huile de colza. Huile de navette. Huile de moutarde. Point de stries verdâtres couleur de suie ; l'huile est décolorée. — Huile de sésame.

TABLEAU D.

Traitement par l'azotate acide de mercure liquide.

La couche solide produite au point de contact des deux liquides est :

blanche et très-mince..............	Huile d'olive.
jaune...	L'huile est presque entièrement solidifiée...... — Huile d'arachide. Huile de sésame. La couche est très-mince et sans consistance.... — Huile de moutarde.
orangée.	La couche est très-mince et sans consistance.... — Huile de colza. Huile de navette. Couches épaisses, solides et superposées....... — Huile de faîne.
brune..................... .	Huiles de pavot.

En terminant cette ébauche d'un travail plus étendu, je crois devoir faire connaître un procédé ingénieux et d'une assez grande precision pour

reconnaître la présence de l'huile de sésame dans
l'huile d'olive. J'en dois la connaissance à M. Camoin, pharmacien distingué de Marseille, qui
l'emploie depuis longtemps dans les expertises qui
lui sont demandées. Ce procédé repose sur l'action
caractéristique que l'acide chlorhydrique, mélangé
d'une petite quantité de sucre, exerce sur l'huile
de sésame. Voici en quoi il consiste : On fait dissoudre à froid 2 parties de sucre de canne dans
100 parties d'acide chlorhydrique à 23° ou 24°, et
on verse dans un tube fermé, de 15 millimètres
environ de diamètre, parties égales de cet acide
sucré et de l'huile à essayer ; on agite en fermant
l'orifice du tube avec le pouce ; au bout d'un temps
très-court (une ou deux minutes) l'huile de sésame
est dévoilée par la couleur rose que le mélange
acquiert. M. Camoin prépare des mélanges d'huile
d'olive et de sésame en diverses proportions ; ils
lui servent de types pour évaluer, d'une manière
assez exacte, la quantité de chacune d'elles dans
l'échantillon soumis à l'essai. J'ai reconnu que
l'huile d'arachide se colore aussi quand on la traite
de la même manière ; mais la couleur produite,
que l'on peut comparer à celle de la brique, est
bien différente de la couleur rose caractéristique
que prend dans les mêmes conditions l'huile de
sésame.

XII.

Note sur les propriétés alimentaires des tubercules du BIARUM BOVEI.

Le BIARUM BOVEI, *Blume,* est une aroïde très-intéressante qui croit assez abondamment autour de Constantine et sur plusieurs autres points de l'Algérie. Je l'ai publiée à l'état sec dans mes *Fragmenta floræ algeriensis exsiccata* n° 288. Elle fleurit au commencement du printemps, plus ou moins tôt, suivant l'époque où les pluies d'automne ont commencé à tomber, et suivant leur abondance. Si la saison pluvieuse est tardive et de courte durée, la plante, dont les tubercules sont assez profondément enfouis, ne trouvant point dans le sol l'humidité nécessaire à son entier développement, ne s'allonge point assez pour apparaître à la surface. C'est à une circonstance semblable que je dois attribuer les difficultés que j'ai éprouvées pour trouver cette plante. En effet, elle avait été signalée à mes recherches dès l'année 1856 par M. Durieu de Maisonneuve, directeur du jardin botanique de Bordeaux, à qui la Flore de l'Algérie est redevable de tant de travaux recommandables. Ce savant l'avait vue à Constantine en 1841, mais dans un état de végétation trop avancé pour en faire la récolte. Les nombreuses recherches que nous fîmes, mon fils et moi, pendant trois ans sur tous les côteaux voisins de la ville étaient restées infructueuses, et nous désespérions de pouvoir enrichir nos centuries de cette curieuse espèce, quand au mois de février 1858, nous constatâmes avec un indicible plaisir l'apparition de la plante tant cherchée ! Ce bonheur inespéré, nous le devions aux pluies abondantes qui étaient tombées sans interruption depuis le mois d'octobre, et qui avaient imprégné le sol à une assez grande profondeur. Du reste, je dois ajouter que cette observation sur l'intermittence de l'apparition de certaines plantes en Algérie ne s'applique pas exclusivement au *Biarum*; je l'ai constatée sur un grand nombre d'autres espèces.

Comme je pouvais, grâce à cette heureuse circonstance, disposer d'un nombre suffisant de tubercules de cette plante, je fis quelques recherches sur leur composition. Ce sont les résultats de ces essais que je consigne ici.

Ces tubercules, de la grosseur d'une noix, sont formés d'une partie corticale mince, scrotiforme, un peu rugueuse, et d'une partie centrale blanche, homogène, inodore, d'une saveur douce et sucrée.

120 grammes de ces tubercules ayant été débarrassés de leur pellicule ont été rapés, et la pulpe lavée avec soin sur un tamis de soie. L'amidon, entraîné par les eaux de lavage, recueilli et séché à une douce chaleur, pesait 20 grammes. Ces tubercules renferment donc un sixième de leur poids d'amidon sec; cet amidon, examiné au microscope, présente tous les caractères de l'amidon de blé; il se comporte comme celui-ci avec les agents chimiques qui servent à le caractériser. L'eau de lavage avait une saveur sucrée très-marquée.

Ces résultats me firent naître l'idée que ces tubercules pourraient être utilisés comme substance alimentaire. L'expérience a complétement réalisé mes prévisions à cet égard. J'en fis cuire quelques-uns dans la vapeur de l'eau bouillante à la manière des pommes de terre. Ils avaient été recueillis le 20 mars, peu de temps avant la chute des fruits. Après la cuisson ils présentaient à l'intérieur une substance blanche, molle, homogène, d'une odeur agréable; sa saveur était douce et pouvait être comparée à celle des meilleurs tubercules du *Solanum tuberosum*.

J'en fis ensuite cuire plusieurs sous la cendre chaude. La saveur de ceux-ci ne différait pas de celle des châtaignes cuites de la même manière.

6*

Nul doute donc que ces tubercules ne puissent rendre, dans une circonstance donnée, des services soit comme substance alimentaire, soit pour l'extraction de l'amidon qu'ils renferment.

Connaissant toute la part que M. Durieu de Maisonneuve prend à ce qui intéresse la Flore algérienne, je m'empressai de lui communiquer ces observations en lui faisant connaître l'apparition de la plante. Voici ce que ce savant professeur me répondait à la date du 23 mai 1858 :

« A propos de vos expériences sur le tubercule féculent du *Biarum,* vous savez sans doute qu'à l'époque où les Français furent bloqués dans Tlemsen, lorsque le manque de vivres mit la garnison dans une position si critique, nos soldats firent ressource des tubercules de l'*Arisarum (Arum arisarum* L) qui foisonne autour de la ville, et ils en tirèrent réellement un parti très-utile.»

Si les tubercules du *Biarum Bovei* renferment une substance à la fois féculente et sucrée, en revanche il n'en est pas de même des graines; celles-ci ont une saveur extrêmement âcre et mordicante. J'en ai pilé environ 100 grammes dans un mortier de porcelaine. La pulpe a été mélangée avec 300 grammes d'eau distillée, puis portée à l'ébullition pendant 5 à 6 minutes. La liqueur filtrée bouillante a laissé déposer par le refroidissement une substance pulvérulente, brune, ayant la plus grande analogie avec l'inuline.

Le résidu resté sur le filtre a été desséché, puis traité à plusieurs reprises par l'alcool bouillant qui a pris une teinte brune marquée, et a laissé après son évaporation une matiére résineuse d'une saveur très-âcre.

Les nombreuses occupations que m'imposaient alors la publication des *Fragmenta floræ algeriensis exsiccata* ne m'ont pas laissé le loisir de poursuivre ces recherches que je signale à la sollicitude des chimistes qui habitent l'Algérie.

XIII.

Note concernant les taches qui peuvent simuler sur l'acier les taches de sang.

On connaît la ressemblance frappante que présentent les taches de citrate de fer avec les taches de sang. L'observation suivante prouvera que d'autres sels de fer peuvent offrir la même similitude.

Au mois de décembre 1853, M. le juge d'instruction près le tribunal de Philippeville me commit pour faire l'analyse de taches rougeâtres qui recouvraient les deux faces de la lame d'un couteau-poignard. A la première inspection de cette arme je m'écriai : Il n'est certes pas nécessaire d'analyser ces taches ; elles ont été sans aucun doute produites par du sang ! En effet, elles formaient de longues stries d'un rouge brun ; elles avaient un aspect luisant ; quelques-unes présentaient plus d'épaisseur et une coloration plus marquée. Le manche de l'instrument n'en portait aucune trace.

Je crois utile de faire connaître les circonstances qui avaient fait tomber cette arme entre les mains de la justice.

A l'époque précitée (décembre 1853) dans une des rues de Bougie et à une heure assez avancée de la nuit, deux Espagnols se prennent de querelle. Au plus fort de l'altercation, l'un d'eux saisit le poignard dont il était porteur et le plonge dans l'abdomen de son adversaire. Celui-ci jette un cri, fait environ deux cents pas et tombe pour ne plus se relever. L'assassin, effrayé sans doute de la gravité du crime qu'il vient de commettre, jette son arme et s'enfuit dans la montagne. Sa femme, qui de sa fenêtre avait été témoin de cette scène, descend, ramasse le poignard, l'essuie avec soin et le jette dans une citerne voisine, en ce moment à sec, mais dont le sol devint bientôt humide par suite des pluies qui tombèrent les jours suivants.

Les investigations de la justice ne tardèrent pas à dévoiler ces circonstances, dont je n'eus cependant connaissance que plus tard. On visita la citerne d'où l'arme fut retirée dans l'état que j'ai décrit plus haut.

Ai-je besoin de dire que toutes mes recherches furent infructueuses à amener la constatation de l'existence du sang sur ce poignard? Les taches dont il était couvert avaient été exclusivement produites par l'action de l'eau aidée du contact de l'air!

FRAGMENTA FLORÆ ALGERIENSIS EXSICCATA.

RECUEIL DE PLANTES D'ALGÉRIE

publié par une société de botanistes

MIS EN ORDRE ET ÉDITÉ PAR

S. CHOULETTE.

LISTE DES ESPÈCES QUI FONT PARTIE DES CENTURIES DÉJA PUBLIÉES.

PREMIÈRE CENTURIE.

1 Anemone palmata. Lin.	23 Silene rubella. Lin.
2 Ranunculus bullatus. Lin.	24 — hispida. Desf.
3 — millefoliatus. Vahl.	25 — velutina. Pourr.
4 — blepharicarpus. Bois.	26 — muscipula. Lin.
5 Nigella hispanica. Lin.	27 — pseudio atocion. Desf.
6 Fumaria numidica. C. et DR.	28 Linum corymbiferum. Desf.
7 Farsetia ægyptiaca. Turr.	29 — decumbens. Desf.
8 Clypeola Jonthlaspi. Var. Lin.	30 — Lambesanum. B. et R.
9 Biscutella Apula. Lin.	31 Malope stipulacea. Cav.
10 Iberis Pruitii. Tineo.	32 Erodium hymenodes. Lhérit.
11 Sinapis amplexicaulis. DC.	33 — guttatum. Willd.
12 Moricandia teretifolia. DC.	34 Peganum Harmala. Lin.
13 Diplotaxis pendula. DC.	35 Zygophyllum cornutum. C. et DR.
14 — erucoides. DC.	36 Zizyphus Lotus. Lam.
15 Cleome arabica. Lin.	37 Genista tricuspidata. Desf.
16 Helianthemum halimifolium. W.	38 Ononis ramosissima. Desf.
17 — niloticum. Pers.	39 — pubescens. Lin.
18 — lavandulæfolium. DC.	40 — breviflora. DC.
19 — glaucum. Pers.	41 Ebenus pinnata. Ait.
20 Reseda Aucheri. Boiss.	42 Onobrychis venosa. Desf.
21 — Duriœana. J. Gay.	43 Hedysarum carnosum. Desf.
22 Gypsophila compressa. Desf.	44 Ecbalium Elaterium. Rich.

45 Sedum cæruleum. Vahl.	73 Linaria laxiflora. Desf.
46 — pubescens. Vahl.	74 — flexuosa. Desf.
47 Reaumuria stenophylla.J. et Spach.	75 Anarrhinum pedatum. Desf.
48 Ptychotis verticillata. Duby.	76 — fruticosum. Desf.
49 Pimpinella lutea. Desf.	77 Scrophularia auriculata. L.
50 Ferula sulcata. Desf.	78 Lavandula multifida. Lin.
51 Daucus gracilis. Steinh.	79 Origanum glandulosum. Desf.
52 Putoria calabrica. Pers.	80 Thymus numidicus. Desf.
53 Inula montana. Lin.	81 Salvia viridis. Lin.
54 Santolina squarrosa. Willd.	82 — Jaminiana. De Noé.
55 Senecio delphinifolius. Desf.	83 Stachys circinnata. Lhérit.
56 — giganteus. Desf.	84 Phlomis biloba. Desf.
57 Othonna cheirifolia. Lin.	85 Teucrium pseudo-chamæpitys. L.
58 Atractylis cæspitosa. Desf.	86 — spinosum. L.
59 Centaurea pubescens. Wild.	87 — resupinatum. Desf.
60 — parviflora. Desf.	88 — scordioides Schreb.
61 — Schouwii. DC.	89 — Polium. Lin.
62 Carduncellus pectinatus. DC.	90 Plantago pilosa. Pourr.
63 Laurentia Michelii. DC.	91 — Syrtica. Viv.
64 Campanula numidica. C. et DR.	92 — serraria. Lin.
65 Cynanchum acutum. Lin.	93 Rumex roseus. Lin.
66 Gomphocarpus fruticosus. Br.	94 Euphorbia chamæsyce. L.
67 Heliotropium supinum. Lin.	95 — pubescens. Desf.
68 Nonnea nigricans. DC.	96 Scilla obtusifolia. Poir.
69 Lithospermum Apulum. Vahl.	97 Iris juncea. Desf.
70 Linaria lanigera. Desf.	98 Ornithogalum arabicum. L.
71 — fruticosa. Desf.	99 Aira multiculmis. Dumort.
72 — aparinoides. Chav.	100 — Tenorii. Guss.

DEUXIÈME CENTURIE.

101 Clematis cirrhosa. L.	109 Lepidium glastifolium. Desf.
102 Anemone coronaria. L.	110 Bivonæa lutea. DC.
103 Adonis dentata. Delile.	110 *bis* — lutea. DC.
104 Ranunculus macrophyllus. Desf.	111 Brassica Gravinæ. Ten.
105 Clypeola cyclodontea. Delile.	112 Sinapis pubescens. L.
106 Iberis pectinata. Boiss.	113 Ionopsidium albiflorum. DR.
107 Anastatica hierochuntica. L.	114 Helianthemum pilosum. Pers.
108 Sisymbrium cinereum. Desf.	115 Frankenia corymbosa. Desf.

116 Silene bipartita. Desf.
117 Lychnis Cœli-rosa. Desrouss.
118 Arenaria spathulata. Desf.
119 Linum tenue. Desf.
120 Lavatera stenopetala. Coss. et DR.
121 Erodium glaucophyllum. Ait.
122 Haplophyllum linifolium. A. Juss.
123 Ononis hispida. Desf.
124 — Cherleri. Desf.
125 — monophylla. Desf.
126 Medicago secundiflora. DR.
127 Hedysarum pallidum. Desf.
128 — Perrauderianum. Coss. et DR.
129 Prunus prostrata. Labill.
130 Aizoon hispanicum. L.
131 Saxifraga globulifera. Desf.
132 — atlantica. Boiss. et Reut.
133 Deverra scoparia. Coss. et DR.
134 Athamanta sicula. L.
135 Thapsia villosa. L.
136 Elæoselinum meoides. Koch.
137 Smyrnium rotundifolium. Mill.
138 Asperula hirsuta. Desf.
139 Valeriana fallax. Coss. et DR.
140 Pulicaria arabica. Cass.
141 Anvillea radiata. Coss. et DR.
142 Santolina canescens. Lag.
143 Anthemis fuscata. Brot.
144 Pyrethrum fuscatum. Willd.
145 Coleostephus multicaulis. DR.
146 Helichrysum lacteum. Coss. et DR.
147 Carlina racemosa L.
148 Atractylis citrina. Coss. et DR.
149 Centaurea acaulis. L.
150 — omphalothrica. Coss. et DR.
151 Onobroma helenioides. Spreng.
152 Carduncellus pinnatus. DC.
153 Galactites tomentosa. Mœnch.

154 Carduus pteracanthus. DR.
155 Serratula pinnatifida. Poir.
156 Rhaponticum acaule. DC.
157 Catananche lutea. L.
158 Seriola lævigata. L.
159 Scorzonera undulata. Vahl.
160 Podospermum laciniatum. DC.
161 Helminthia aculeata. DC.
162 Dæmia cordata. R. BR.
163 Convolvulus tricolor. L.
164 — undulatus. Cav.
165 Echiochilon fruticosum Desf.
166 Echium humile. Desf.
167 Celsia betonicæfolia. Desf.
168 Linaria triphylla. Mill.
169 — reflexa. Desf.
170 — virgata. Desf.
171 Antirrhinum tortuosum. Bosc.
172 Veronica rosea. Desf.
173 Satureia nervosa. Desf.
174 Salvia bicolor. Desf.
175 Nepeta tuberosa. L.
176 Stachys Duriæi. De Noé.
176 *bis*. Stachys Duriæi. De Noé.
177 Marrubium Deserti. De Noé.
178 Statice Thouini. Viv.
179 — Bonduellii. Lestib.
180 — globulariæfolia. Desf.
181 — pruinosa. L.
182 Limoniastrum Guyonianum. DR.
183 Passerina pubescens. Guss.
184 Thesium humile. Vahl.
185 Euphorbia cornuta. Pers.
186 — Guyoniana. Boiss. et Reut.
187 — hieroglyphica. Coss. et DR.
188 — calcarea. Coss. et DR.
189 — nicæensis. All.
190 Orchis tridentata. Scop.
191 — papilionacea. L.

192 Gagea fibrosa. Rœm. et Sch.
193 Iris scorpioides. Desf.
194 — peduncularis. Poir.
195 Anthistiria glauca. Desf.
196 Andropogon laniger.

197 Æluropus littoralis. Parlat.
198 Stipa parviflora. Desf.
199 — barbata. Desf.
200 Hordeum bulbosum. L.

TROISIÈME CENTURIE.

201 Clematis cirrhosa. L. V. Genuina.
202 Ranunculus Baudotii. Godron.
203 Delphinium orientale. J. Gay.
204 Alyssum cochleatum. Coss. et DR.
205 — scutigerum. DR.
205 *bis.* Clypeola cyclodontea. Coss. et DR.
206 Moricandia arvensis. DC.
207 Mathiola lunata. DC.
208 Polygala rosea. Desf.
208 *bis.* Polygala rosea. Desf.
209 Buffonia tenuifolia. Lin.
210 Spergularia rubra. Persoon.
211 Velezia rigida. Lin.
212 Rhodalsine procumbens. J. Gay.
213 Mœnchia octandra. Gay.
214 Linum angustifolium. Huds.
215 — suffruticosum. Lin.
216 Malva ægyptiaca. Lin.
217 Geranium atlanticum. Boiss.
218 Fagonia glutinosa. Delile.
219 — sinaïca. Boiss.
220 Rhus dioica. Broussonet.
221 Genista numidica. Spach.
222 — microcephala. Coss. et DR.
223 Anthyllis numidica. Coss. et DR.
224 Melilotus infesta. Gussone.
225 Hedysarum coronarium. L.
226 — Naudinianum. Coss. et DR.
227 Onobrychis alba. Desvaux.
228 Vicia onobrychioides. Lin.

229 Vicia altissima. Desf.
230 Pistorinia hispanica. DC.
231 Nitraria tridentata. Desf.
232 Eryngium tricuspidatum. Lin.
233 — triquetrum. Vahl.
234 — dichotomum. Desf.
235 Thapsia garganica. Lin.
236 Daucus setifolius. Desf.
237 Cachrys pterochlæna. DC.
238 Arceutobium oxycedri. Bieb.
239 Rubia lævis. Poiret.
240 Galium tunetanum. Lam.
240 *bis.* Galium tunetanum. Lam.
241 Valerianella discoidea. Lois.
242 Scabiosa simplex. Desf.
243 — monspeliensis. Jacq.
244 Nardosmia fragrans. Rechb.
245 Ambrosia maritima. Lin.
246 Anthemis pedunculata. Desf.
247 Leucanthemum glabrum. Boiss. et Reut.
248 Chrysanthemum coronarium. Lin.
249 Lonas inodora. Gaertn.
250 Artemisia herba alba. Asso.
251 Senecio nebrodensis. Lin.
252 Calendula parviflora. Rafin.
253 Echinops spinosus. Lin.
254 Carlina involucrata. Poir.
255 — gummifera. Less.
256 Atractylis cancellata. Lin.
257 Microlonchus Clusii.
258 Centaurea pullata. Lin.

259 Centaurea pullata. Lin.
260 Carduncellus cœruleus. DC.
261 Galactites mutabilis. DR.
262 Carduus numidicus. Coss. et DR.
262 *bis.* *Idem.*
263 Picnomon acarna. Cass.
264 Circium giganteum. Spreng.
265 Scorzonera undulata. Vahl.
    var. foliis filiformibus. DR.
266 Heliotropium undulatum. Vahl.
267 Myosotis pusilla. Lois.
268 Celsia cretica. Lin.
269 Linaria simplex. DC.
270 Lippia repens. Spreng.
271 Thymus Fontanesii. Boiss. et R.
272 Ziziphora hispanica. Lin.
273 Sideritis incana. Lin.
273 *bis.* *Idem.*
274 Armeria allioides. Boiss.
275 Thymelæa Tarton-raira. All.
276 Euphorbia calyptrata. Coss. et DR.
277 — luteola. Coss. et DR.
278 Salix pedicellata. Desf.

279 Colchicum Bertolonii. Stev.
280 Scilla lingulata. Desf.
281 — Aristidis. Coss.
282 Gagea reticulata. Rœm. et Sch.
283 Allium pallens. Lin.
284 Leucoïum autumnale Lin.
285 Corbularia monophylla. DR.
286 Narcissus oxypetalus. Boiss.
287 Triglochin laxiflorum. Guss.
288 Biarum Bovei. Blume.
289 Phalaris truncata. Guss.
290 — paradoxa. Lin.
291 — nodosa. Lin.
292 Imperata cylindrica. Beauv.
293 Phragmites Isiaca. Del.
294 Ampelodesmos tenax.
295 Piptatherum milliaceum. Coss.
296 Arthraterum ciliatum. Jaub. et Sp.
297 Kacleria villosa. Pers.
298 Bromus macrostachys. Desf.
299 Ægylops ventricosa. Tausch.
300 Grammitis leptophylla. Sw.

La collection comprendra 5 ou 6 centuries ou plus. Le prix est fixé à 15 francs chacune. Trois ont paru.

Les premiers souscripteurs recevront, en fin de publication, un certain nombre d'espèces rares d'Algérie qui n'auront pas été récoltées en nombre suffisant pour faire partie de la collection.

S'adresser à M. le professeur Billot à Haguenau (Bas-Rhin), ou à M. Choulette, rue Montaux, 51, à Marseille (Bouches-du-Rhône).

TABLE DES MATIÈRES.

FIN.

www.ingramcontent.com/pod-product-compliance
Ingram Content Group UK Ltd.
Pitfield, Milton Keynes, MK11 3LW, UK
UKHW022304070726
13614UKWH00002B/539